医療と科学技術で得られる幸福の限界

——東洋的生命倫理学　前説——

岡田弘二

目次

はじめに

私は二〇〇九年ＰＨＰパブリッシングから「人間の二つの命」を発表しましたが、当時から科学技術のあまりに急速な発展に危険を感じていました。そして同書の結論部分では科学万能主義の危険性から脱し、物質文化から心の時代への変化が必要であることを述べるのに多くのページを割きました。しかし、ここ数年の間にこの科学技術の危険性は収まるどころか、ますます急速に高まっています。

米ソの冷戦が終結したとされた頃から、少しの間、国際間の紛争はやや下火になったかに見えましたが、最近になって再び中東を中心として、国際間に疑心暗鬼が進み、それは東洋にまで広がって、人びとの心の歪みがさらに大きくなってきたと思われます。そして世界の人びとが平和を望みながら、なぜこのような状況が生まれるのか考えると、そこに人びとがその発展を喜んだ科学技術が重要な要因の一部を形成していると考えざるを得ません。すなわち、科学技術の爆発的な発展が大きな格差を生み、それが人びとの心に大きな歪みを生み、それが欲望と権利の階段現象によりさらに大きく加速されたことが関連していると思われます。そのため、私は現状の科学技術の進歩の方向に非常に大きな不安を感じています。

科学技術の内でも最も身近な医療技術について考えてみると、現在の日本の医療技術はまさに世界のトップレベルにあると言えます。ちなみに一九四七年ごろの日本人の平均寿命は男女とも五〇歳程度でしたが、二〇一四年には女性八六歳、男性八〇歳で、アメリカ人の女性八一歳、男性七六歳よりさらに長生きです。現在、日本はまさに世界一といわれる長寿国になりました。しかし日本人の多くは誰も自分たちが世界一幸福な人間だとは思っていません。

人間は誰しも長生きをしたいと思い、人間の命ほど大切なものはないと考える人が多いようです。しかし、人間が何を目的に生きているかについて考えますと、「人間は幸福を目的に生きている」と考えるのが一番わかりやすいと言えます。すなわち、生きることは目的ではなく手段であり、その将来に幸福があると信じて長寿を望んでいると言えます。未来に不幸ばかりしかないことが明らかなときは、長生きを望むことはなくなっていきます。古代ギリシャの哲学者たちも、さらに現代の哲学者たちも、言葉が違っていてもそのことに変わりはありません。アリストテレスも最高善は幸福であると述べていますし、近年に至って幸福論で有名な数学者・哲学者であるラッセルやプラグマティズムを発展させたデューイらも人間の行為の唯一の目的は幸福であるとしています。

これまでの医療技術の進歩は確かに人びとに長寿をもたらしましたが、反面それは事故を生み、その不完全さが人びとの不満を呼び、相次ぐ訴訟問題にも発展しました。このような医療事故は医療が高度化するほど頻度が高くなり、医療に対する信頼感はますます低下しました。さらに生命倫理に反するのでないかと不安を与えるような技術も発展しました。また科学技術の発展は人びとに大きな安楽を与えてくれましたが、航空機事故、自動車事故、さらに原発事故などの大きな事故を生み、戦争ともなると人びとに不安とともに大きな不幸をもたらします。それらは科学技術の発展方向を誤ったせいであると言えます。これではとても幸福とは言えません。

我が国の憲法では人権が保障され、幸福追求権が認められています。そして、その権利の淵源は「人間の尊厳」にあるとされています。しかし、この「人間の尊厳」とは一体何を指すのでしょうか。世界人権宣言では「人間に存在する固有の尊厳（inherent dignity）が世界平和の基礎である」と述べられています。しかし、宗教や地域によって尊厳に対する考え方は異なっています。未来における人間の存続と世界平和のためには、尊厳についての共通の認識が必要ですが、それに至らないのが現状と言えます。この種々の人間に共存する原理、規範を求めて考究するのは倫理学の領域にあると言えます。

現在、このような生命倫理学は西洋的生命倫理学とアメリカ的生命倫理学が中心であり、その中間に東洋的生命倫理学がありますが、これらはいずれも学問的に未完成であり考えが統一されていません。とくに、東洋では欧米のキリスト教のように、共通した宗教があるわけではなく、非常に多くの宗教が存在しているからなおさらです。世界に共通する倫理観を求めるならば、それは非宗教的原理に支えられていなければなりません。しかし現実にはそのような世界共通の倫理観が得られておらず、それが国々の争いの原因にもなっています。その中にあって、我が国はキリスト教、イスラム教、仏教、儒教のような思想をうまく取り込んだ倫理観を形成している国です。したがって、日本は東洋的思想を取りまとめ世界に共通する原理を考える素地を持っているのでないかと感じています。

本書では、生命倫理の原理として西洋で発展してきた尊厳思想、アメリカの権利思想、東洋での神聖思想についてその発展経過を述べ、歴史の異なるこれらの思想をどう調和させることが出来るかを考えました。そして、これまで生命の延長のみを求めてきた医学技術が、実はその先にある幸福を求めてきたはずだと考えました。この考えは医療のみでなく、あらゆる科学技術の発展にも通じるものであり、その意味で私は人間の幸福という観点から科学技術全体の発展を見直して考えました。そのことにより私は医療を含めた科学技術全体の進むべき方向をある程度見直すことが出来たと感じています。

しかし、一方で私は、第2次世界大戦を肌身で感じ、戦後の荒れ果てた日本の生活を経験し、そこから立ち上がる日本人の考えの変化、科学技術の発展の過程を目の前で経験した人間であるために時代錯誤に陥っていて、現代の若者たちと基本にある感覚がどこか違っているかもしれません。私は現在一介の老いた産婦人科医であり、哲学者でも最新の知識を持った科学者でもありません。したがって哲学や科学技術を間違って自分の判断で解釈しているかもしれません。だから私の考えを若い人びとに押し付ける気持ちはありません。しかし、その内容は人間として、日本人として共通の部分が多くあるに違いありません。必ずや日本の将来を考えるうえで役立つ面があると信じます。

現状で、科学技術や人権思想などはそれだけでは必ずしも人間を幸福に導くものではなく、むしろ紛争の火種にしかならないのでないかとさえ考えます。本書が将来の東洋的生命倫理学の発展に役立ち、世界の倫理観の統一、ひいては世界の平和に何らかの役目を果たし得ることを期待しています。

本書は二〇〇九年にＰＨＰパブリッシングから発行された「人間の二つの命」の続編と言ってもよいものです。その後「セミナー医療と社会」社から誘いを受け、医療と関係したいくつかの論文を同誌に掲載していただきました。また二〇一四年度立命館大阪オフィス講座から依頼を受け、二〇一五年一月一四日に「生と死と人間の幸福」という題でお話をさせていただきました。本書はその講演原稿に手を加えて出来るだけわかりやすく述べたものです。そのような訳で、文献として示した「セミナー医療と社会」誌に掲載された論文の一部を同誌の許可を得て本書の一部として再掲させていただきました。

なお、「人間の二つの命」では、言葉を常識と言える範囲に選んで用いましたが、本書では常識にこだわらず、言葉の混乱を避けるため「遺伝的人格」「後天的人格」「生命権」「人格権」などに特別な意味を持たせて、それを私案として説明を加えたうえで、それらの言葉を用いさせていただきました。

第一部　先端医療の発展と尊厳思想に思う

第一章　先端医療はどこまで許されるか

近年、生命倫理ということがいろいろ話題になっていますが、これは生命に関する倫理的問題を多角的に捉えて考える学問であると言ってよいと思います。すなわち、生命に関して医学のみでなく、哲学、宗教、社会学、その他、多方面から道徳の規範となる原理を研究するものであると言えます。例えば、医療について身近なことで言えば、人間を殺してはいけないと言いながら妊娠中絶をするのは悪いことではないのか、体外受精のように何万年という人間の歴史から見て不自然と感じることをしてもよいのか、これまで心臓が止まるまで死んでいるとは言わなかったのに、心臓が動いている脳死の状態を死んでいるとしてよいのか、などを考える学問とも言えます。このように言うと、この生命倫理学は医療技術が発達して初めて考えられるようになったと思われるかもしれませんが、このような問題は新しい医療と関係なく、生命と関係する倫理学上の問題として古い時代から、その時代の医師や哲学者らによって考えられてきたものでもあります。すなわち生命と直接関係がなくても医師と患者の関係がいかにあるべきかなど医療の在り方を研究するのも医療の倫理に含まれています。

ギリシャ最高の医師で医学の祖と言われているヒポクラテス（前四六〇－前三七五）は、呪術や宗教から脱して多くの医師を育成し、現代医療の源流を築いたとされています。彼の没後一世紀を経てその流れをくむ人たちがそれまでの彼の業績をヒポクラテス全集として編纂しました。その中には医の倫理として、医師は師を敬い清廉潔白で清貧に甘んじるべきこと、患者から知り得た秘密を漏らしてはならないことなどが述べられています。これらは医師が常に心に持っているべき倫理観として、広く今日に受け継がれているものであり、「ヒポクラテスの誓い」としてよく知られています。

しかし、初めて顕微鏡が医学研究に利用されるようになったのは一七世紀後半になってからのことであり、本当の意味での近代医学の発展は一八世紀後半から始まったと言えます。そして、前述のような「医の倫理」（医療における倫理観）は二〇世紀に至るまで医療者側の心の問題が中心に説かれてきました。このような状況がそのまま良い方向に続けば最高の結果が得られたのですが、時代を経て患者の意向と無関係に医者が一方的に良いと考えればその医療が行われる状態になり、医師と患者の関係が親と子、上司と部下の関係のような、現代風に言えばパターナリズム的関係が見られるようになりました。しかし、このような関係は患者と医師の間の信頼関係を基に成り立ってきたもので、この根底が揺らぎ始めるとこの関係を取り戻すことは非常に難しくなるのは当然です。

第2次世界大戦（一九三九－一九四五）を経て、戦時中の反倫理的な医学研究が大きな問題となり、とくにナチス・ドイツの行った非人道的な大規模な人体実験が軍事裁判で裁かれました。そして一九四七年に示された「ニュールンベルグ綱領」の第一条の冒頭で、医学研究には研究対象となる人間の自発的承認が絶対に重要であり、同時に被験者が当該問題の諸要素についての理解を持っていなくてはならないことが述べられています。そして、一九四八年の世界医師会のジュネーブ宣言、一九六四年のヘルシンキ宣言などを経て、医療における〝患者に知らされた上での同意〟(informed consent) の必要性が大きく取り上げられました。このinformed consentはその後、日常診療においても必要であると指摘され、それが患者の権利と捉えられるようになりました。最近では、このinformed consentと診療方針に対する患者の自己決定権を中心とした「医療の倫理」が語られるようになりました。すなわち、それまでの医療倫理は医療従事者の心の問題が中心であったのですが、それが患者の意志あるいは権利重視に代わってきたと言えます。現在では各医学研究施設で施設内審査委員会（ＩＲＢ）が設置され、各研究の審査が厳密に行われるようになっています。しかしこの患者の自己決定権だけで、すべてを決めることが出来ないのも事実です。後に述べるような安楽死、自殺、エホバ信者にみられるような宗教心と医師の信念との行き違いなどにも問題が残ります。

一方、最近になって、アメリカ生まれの「バイオエシックス」という言葉がよく聞かれるようになりました。この言葉は「生命倫理」と訳されていますが、この英語と日本語の二つの言葉が全く同一のものを意味しているかどうかについては若干の異なった意見がありますが、その問題は他に譲るとして、バイオエシックスという言葉（以下、生命倫理）は生物学者であるV. R. Potterが一九七〇年に初めて用いた言葉で、当初は人間を地球上の有限な生命体の一つとして捉え、その在り方を考える学問として述べられています。しかし、最近になって、これまでの医療倫理だけでは倫理的判断が困難な、そのような医療を行ってもよいかどうかに疑問を持たれるような先端的研究や医療が数多く生まれました。すなわち医の倫理を「医師の倫理観」と「患者の権利」だけで処理すると同意さえあればどんなことをしても良いのかという疑問が生まれます。そこで、このような新しい医療技術の倫理的取り扱いについて考える分野として、生命倫理がしばしば語られるようになったと言えます。したがって、「生命倫理学」という言葉は広い意味ではこれまでの「医の倫理」あるいは「医療の倫理」と呼ばれる分野を含むものとも捉えられていて、医の倫理と生命倫理の間に完全に境界線を引くことは困難です。

先進的医療は、その医療が未来の人間に及ぼす影響を予測することが困難な場合が多くみられます。したがって、医療として開発される以前に医術発展の方向性についての「医術の倫理」が求められます。新しい技術がどこまで許されるかを判断することは大変に重要ですが、非常に困難です。そこで、生命倫理を考える上で、何かその原理となりうるものがないかが求められ、これまで人間に固有の最高の価値と考えられてきた「人間の尊厳」を原理として、生命倫理を説明できるのでないかと考えられるようになりました。そのことにより、生命倫理もかなり考えをまとめることが出来るようになりました。しかし、後述のように尊厳という言葉に対する理解は世界的に見て必ずしも意見の一致をみていないのが実情です。そのため、尊厳という言葉も個々の例について決疑論的なアプローチがなされていることが多く、これが問題をさらに複雑にしています。

尊厳を原理とする倫理学は新しい考えのように受け取られがちですが、そうではありません。実はこのような考えは今から二千年以上前から考えられてきたものです。すなわち、古代ギリシャ時代に人びとは、人間以外の生物も人間と同じ生き物であり、人間と同じように大切な命を持っているのに、他の生物を殺し、それを食べて生きていてよいとされているのはなぜか、またそのような中で人間だけは殺してはいけないとされるのはなぜかということが種々論議されていました。その結果、そこに人間と神とのつながりの存在が考えられ、それが後の尊厳や権利の概念につながりました。しかし、尊厳や神に対する捉え方は地域により宗教によりさまざまであるため世界の国々での理解に齟齬が生じる原因となっています。

ここでは理解を助けるため、まず生命倫理が大きく問題にされた身近な例として、体外受精を簡単に解説し、そのことを踏まえながら次に尊厳思想の歴史を振り返り、さらに今日の生命倫理学の現状を眺めて、出来れば今後の在り方を考えてみたいと思います。現在いろいろ話題になることの多いｉＰＳ細胞、ＥＳ細胞、遺伝子診断・治療、ゲノム編集などすべてこの流れの中にある医学や医療であると言えます。

第二章　人間の生命の始まりと死の判定

1　体外受精のこれまでの経緯と概要

体外受精はあまりにも有名ですのでここで改めて述べるまでもないことかもしれませんが、以後の記述に重要ですので、ここで参考までにこれまでの経過を簡単に述べておきます。世界初の体外受精児が生まれたのは今から三〇年以上前の一九七八年のことです。子どもはルイーズ・ブラウンと名付けられましたが、試験管ベビーと呼ばれ、まるで試験管を振り回したら中で子どもが育って生まれたかのような大騒ぎでした。実際に試験管の中（人の体の外の意味）にいるのは受精後のわずか数日のことですが、通常の男女の交わりがなくて生まれた子どもということで、世界中が驚きました。しかしそのようなことはある日突然に出来た訳ではありません。受精という現象そのものについては一八〇〇年代の終わりには知られていたのですが、ヒトの精子と卵子の受精の研究は一九六五年ごろから始められたものです。これには生殖生理学者のエドワーズと産婦人科医のステプトーとの共同の研究が大きな役割を果たし急速に進歩しました。ここで急速にと述べましたが、他の領域の研究に比べると、大変遅いものです。それは、このような研究に宗教界からの強い反対の意見が述べられていたからです。すなわち、生命の誕生は神の御心で行われるものであり、そこに人為的介入は許されないとされていました。私自身が産婦人科医になった一九五六年ごろの我が国でも、生殖現象は神の領域であり、そのような方向の研究は天の摂理に反すると言われ避けられていました。ロバート・エドワーズは「体外受精技術の開発」で二〇一〇年ノーベル生理学・医学賞を受賞しましたが、これに対してローマ法王庁は遺憾の意を表明したとのことです。しかし、英国国教会は体外受精について、受精後一四日までの受精卵はヒトの胚とは言えないとし、条件付きで体外受精を容認の方向としています。日本産科婦人科学会の集計では、二〇〇八年に日本で生まれた体外受精児は二万二千人、同年出生児の五〇人に一人と集計されています。このような意見の相違がどのように生まれるのかについて、以下に述べたいと思います。

体外受精について述べる前に、ここではまず通常の妊娠がどのように成立するのかごく簡単に触れておくことにします。成熟した女性ではほぼ一月に一回、卵巣から一個の卵子が放出（排卵）されます。そして、この卵子は子宮につながっている卵管の中に入っていきます。一回の射精で約二億の精子が放出され、腟腔から子宮腔、さらに卵管内にまで侵入します。しかしそこまで到達するにはいろいろの条件があり、到達できる精子はわずかで二百以下であると言われています。そしてこの間に精子は受精する能力を獲得します。卵子と精子が出会うと、そこで両者は合体して受精が成立し受精卵が出来上がりますが、この段階で最初の精子が卵子に侵入すると、卵子を包んでいる膜が性質を変化し、後続の精子が侵入できなくなります。このように多くの難関をかいくぐって選ばれ、でき上がった受精卵は卵管のくびれた部分を潜り抜けて子宮に到達します。受精卵はその間に細胞分裂を起こし、胞胚と呼ばれる状態になり、これが複雑な過程を経て将来、子宮の中で胎芽（embryo　妊娠八週未満）を経て胎児に成長します。もしこれらの過程で異常があると妊娠が成立しなかったり、妊娠しても流産に終わるなど、胎児は生まれるまでに厳しい選択と試練を受けて誕生することになります。人びとの誰もが二億人の中から選ばれたエリートであるといえます。これらの事実を知ると、胚子にはそれだけでも、まさに生命の神聖さを感じるといえそうです。この胚子が成長して人になるわけですから、そこに創造主である神の理法である摂理がみられると言われれば、そうかもしれないとうなずきたくなります。

体外受精は排卵に至るホルモン環境を人為的に整え、採卵から受精、着床の全部または一部の過程を人為的に操作して妊娠を成立させる技術です。したがって、その過程で何か予期しない不明の異常が胎芽に起こっているのでないかという不安が生まれます。このようなことから、体外受精は自然の「摂理」に反しているので何か異常が起こるのでないか、また人間の「尊厳」を傷つけているのではないかと心配されるわけです。しかし、生まれた子どもに現在のところ異常はほとんど見られないようですし、世界中ではすでに五〇万人の体外受精児が無事に生まれて生活しています。そのために人びとは現在まったく安心しているようですが、科学技術に一〇〇%を期待することは出来ませんので、今後も数世代にわたって長い経過を観察する必要があると考えられています。

一九八二年、イギリスで体外受精の倫理問題について、哲学者のメアリー・ワーノックを委員長として、ヒトの受精および発生学に関する技術の社会的、倫理的、法的問題を検討する行政府による調査委員会が結成されました。そして神学者、医学者、法学者など一六名の委員から多方面の意見が聴取され、それらの意見がまとめられて、一九八四年に報告書が出されました。その内容は多岐にわたるもので、生殖医療技術に関するもの、研究上の諸問題、法的規制の問題、その他に関する勧告がなされています。その結果、体外受精技術は容認の方向に進むことになりました。当時イギリス国内では、胚研究に対する反対論が多く、胚研究を禁止する法案が議会で可決されていましたが、委員会の報告を受け、一九九〇年には法律が新たに制定され、その枠内で体外受精の実施、研究が法的に認められることになりました。その後、世界の各国で体外受精が数多く行われています。

このような人びとの倫理観の変化はある意味で我が国の心臓移植手術に対する民衆の心の変化に似ているところがあるのでないかと感じています。

2 「ヒト」「人間」「人」「ひと」の意味

生命倫理に関して述べようとすると、いくつかの用語が問題になります。それは一般に生命の発生以前や死後には人間の尊厳が存在しない状態であり、そのためとくに医療上の倫理学的注意を払う必要がないと考え得るからではないかと思います。しかしそこにはいくつかの注意が必要です。すなわち、現状で「人間」「人」「ひと」などの言葉の使い方に一定の決まりがありませんので混乱して用いられています。したがって、ここで生命というのはヒトの生命なのか人間としての生命なのかを明確にしておく必要があります。それによって異なった考えが生まれるからです。

そこで、ここではまず、「ひと」という言葉はいつの場合にも使える言葉とします。

次に、「ヒト」という言葉は発生学的な言葉で、同時に生物学ではすべての生物種は片仮名で表記することになっています。そこで、出生以前のヒト、あるいは受精から死に至る全体であることをとくに強調したい場合は全体を「ヒト」と表現することにしました。「ヒト」は発生学的言葉ですので、一般に「ひと」の生命は受精完了の瞬間に始まるとして問題はないと考えられます。「ヒト」の生命は受精完了の瞬間に始まるとして問題はないのですが、遺伝的問題を述べるときなど成人にも用いられる言葉ですので、ヒトDNAを有する限り、すなわち一生を通じて用い得ることになります。人類の学名であるホモ・サピエンスのホモは霊長目・ヒト属のことを示していて、サピエンスは賢明であるという意味のラテン語に由来しています。

次に「人」は、後述のように民法に合わせて母体から外界に生まれた以後の「ひと」を表現する言葉として、以下に用いることにします（**第1表**）。すなわち、日本国憲法で人権は国民に与えられるとされ、国民たる要件は法律で定めるとされています。そして、民法第一条で「私権の享有は出生に始まる」とされています。出生は胎児の一部が母体外に出た時点、完全に露出された時点、自己呼吸をした時点などいろいろな考えがあります。そして、例外的に相続権、損害賠償請求権は胎児にも存在するとされています。人の生命については殺人罪の適用となりますが、胎児の場合は堕胎罪が適用されることになります。

「人間」という言葉は場合によって、かなりいろいろな意味に使われています。受精卵はヒトに違いないけれど、それが人間かと問われると、答えに窮すると思います。人間という言葉は哲学的な表現としてあらゆる時期にも使われますし、人類の意味、あるいは人権を持つ「人」を表す言葉としても使われます。さて、「人間」はいつから始まると考え得るのでしょうか。ここでは後述のように、一応「ひと」の形が出来始める三杯葉形成期以後と捉えるとし、哲学的にはさらに広い意味で用いることもあるとしておきます。私自身は生命権発生以後とするのがよいとしていますが、そのことは後に述べます。完全とは言えませんが、このように言葉の意味を一定にすることで、いろいろな誤解を防ぐことが出来ます。そのことを以下にもう少し詳しく述べることにします。

第１表　ヒトの生命の各時期の名称

	時期	名称	母体との関係
1	受精→着床	受精卵→胞胚	卵管から子宮に移動
2	着床→出生	胎芽→胎児	子宮内に定着
3	出生以後	人	母体から独立
4	1～3の全て	ヒト、ひと、（人間）	ヒトDNAが存在

3 「人間」の始まる〝時期〟がなぜ問題になるのか

人間という言葉の定義は、胚や胎芽を実験研究に用いてもよいかどうかを考えるときに、とくに大きな問題になります。先に述べたように、ローマ・カトリック教会ではヒトも人間もその始まりを受精完了の時期としていますので、受精後あらゆる時期のヒトの研究的利用や妊娠中絶は殺人に当たるとして禁止しています。しかし他の宗教では第2表に示したように、人間の始まりの時期を着床期以後としています。したがって、それらの宗教では着床以前の段階では、まだ人間ではないので妊娠中絶や実験研究に胚や胎芽を使用することを許してもよいとしているようです。しかし、各宗教が妊娠中絶や胚を使用する実験が可能な時期を明示するために、他に理由がなく中絶の時期を決めたとすれば、その時期がなぜ人間になる時期と言えるのか、そしてなぜ人間になる以前はそれらの行為が許されるのか、それらの根拠が問われねばなりません。

多くの宗教で人間の始まりが受精一四日以後とされている理由は必ずしも明らかではありませんが、それは次のことが関連していると思われます。まず受精から出産に至る過程を、受精後の日数と関連してどのように区切ることが出来るかを第1表と比較しながら説明すると、ヒトは発生学的に卵子と精子の合体（受精）に始まりますが、すぐに細胞分裂を起こしながら胞胚と呼ばれる状態になり、受精から六－七日で子宮内膜の表面にまで運ばれます。これはその後、受精一二－一三日ごろには子宮内膜の中に完全に埋没し、ここに母体との有機的な結合が生まれます。この現象が着床と呼ばれます。その後、妊娠五－六週（最終月経開始後の週数）になると心臓が形成され、拍動が観察されるようになります。妊娠二〇週ごろには胎動が自覚されるようになり、通常妊娠四〇週前後で分娩に至ります。胎児はここでそれまで自分の生命のすべてを依存していた母体から離れ、独立した生活をすることになります（第1表）。

ヒトの生命の発生時期が受精の瞬間に始まるとする考えは、それがヒトのDNAの出来上がるときであるとする考えで、それに問題はありませんが、人間としての生命の開始時期がいつかに対する考えが各宗教、学者間で違いがあるということになります（第2表）。

人間としての生命の開始時期については、いろいろの考え方が出来ます。人間の始まる時期は何を中心に考えるかで変わってきます。私の感覚からすれば、ローマ・カトリックの考えは、科学的なヒトの生命の開始時期が同時に人間の始まりとされていますのでわかりやすく、それはそれで異論をはさむ余地がないように感じます。しかし、一方で他のいくつかの宗教で受精後一四日という数字が示されています。これはそれ以前の段階ではいまだ人間ではないとしているわけですので、その理由が必要です。各宗教で示されている数値の根拠を正確には知りませんが、受精後一四日という数値はほぼ着床する時期の数値を示しています。胚が卵管内を移動し子宮内膜中に完全に固定されるまでは人間とは言えないとする考えであろうと思います。確かにその時期は胚に異常があるなどの理由で死亡し、月経の形で自然流産となることがしばしばあるといわれている時期です。しかし正常妊娠の経過を

第2表　「人間」の生命の開始時期

ローマカトリック	受精の瞬間
英国国教会	受精後 14 日
ユダヤ教	着床期
イスラム教	受精後 40 日
マクラーレン（発生生物学者）	受精後 14 日（三杯葉形成）
ハンプシャー（哲学者）	受精後 16 日

以上：森 崇英『生殖発生の医学と倫理』121頁より作表

岡田（私案）	妊娠自覚の時（生命権発生）*

*：57〜63頁に説明

とっている胚を含めて、人間でないとする理由については別の説明が必要になります。他方この時期は三杯葉形成の時期でもあり、ヒトの体の各部が形成される時期です。イギリス保健相は体外受精の研究がいかにあるべきかを考えるため、一九八九年ワーノック委員会を開きましたが、その席で発生生物学者のマックラーレンは苦痛を感じるもとになる原子線条は受精後一四日目まで形成されないと述べ、その時期までの胚をpre-embryoと名付け、その時期の研究が合法化されるとしています。しかしここで述べられたpre-embryoという名称は根拠がないと現在否定的であるとされています（稲葉）。さらに幸福を中心に人間の一生を考えようとする場合、この時期は幸福を感じる初めての時期とも言えるかもしれません。しかし、胚が痛みや幸福を感じている証拠はありません。

イスラム教では受精後四〇日という数値が示されていますが、発生学的に受精後第四－八週は器官形成期と呼ばれ、主要な器官が形成される時期で、形態的にも人間の姿の発生を思わせる時期とも言えます。人間の姿は神の似姿につくられたという宗教的考えからは、人間発生の時期に一致するとも言えます。また、宗教的には胚に魂が入る入魂の時期を人間の生命開始時期として示されている場合もあるようですが、入魂の日を決定することは困難で、何を証拠にその時期を決めるかが不明で、その当否を判断することが非常に困難に思います。

しかし、いずれにしてもヒトの生命は受精から人になるまで連続した過程ですから、ある日、ある時から人間になりそれ以前は人間でないとするのは、人間とは何かという〝人間〟の定義を決めない限り無理があります。そしてこの人間の始まりまでの時期は、人間がその生命に触れても許される時期、言い換えれば妊娠中絶が許される時期、ヒト胚が研究に利用されてもよい時期を示そうとして、合理的な理由なく考えられた数値であってはならないと考えます。そして、ヒトがまだ人間でない理由の説明に尊厳や権利という言葉を持ち込むのであれば、胚や胎芽に尊厳や権利がいつからあるのかを決定しておかねばなりません。さらに尊厳や権利とは一体何か、なぜそれが人間にどのように存在するのかなども理論付けられていなければなりません。しかしこれらについて現在、世界中で一定の見解がまとまっているわけではありません。そこで、これら尊厳や権利について後に詳しく述べることにしました。

結論的に、私はこれらの問題について、ヒトの生命の開始時期は生物学的にヒトのＤＮＡが形成される受精の時期に一致することは当然と考えます。そして東洋的には、生命は神聖（後述）として尊重されるべきものと考えています。そして、人間としての生命の始まりは生きる権利としての生命権の発生した時期、すなわち母体が妊娠を自覚した時期に一致すると考えるのが合理的だと考えています。この時期は通常受精後四〇日目くらいであり、**第2表**のイスラム教に近いことになります。この考えで、私はすべて解決できると考えています（これは、第二部で述べるパーソン論の生きる権利とは全く別のものです）。このことについては、第2部の〝日本人が感じている生きる権利〟の項（57頁）で、詳しく述べています。

4　脳死判定で何が問題になったのか

人間の死には、これまで行われてきた三徴候の死（心臓死）の他に、脳死、人格的生命の死、法律上の死、その他、いろいろの死が考え得ること、さらに移植医療が発達して脳死が認められるようになったことを「人間の二つの命」に詳しく述べましたので、ここでは以下、その経過について簡単に述べておきます。ここで死について我が国でこれまでに大きな問題として取り上げられた例を考えると、我々の頭に最初に浮かぶものに心臓移植手術があります。移植手術は患者さんが臓器に高度の障害をもっていて治療不能の場合、その臓器を事故などですべての脳が機能を失った死亡直前の他人の臓器と入れ替える手術です。心臓移植を受ける場合の心臓疾患としては原発性心筋症、冠動脈疾患の他、弁膜症、先天性心疾患などが知られています。人から人への心臓移植は、一九六七年一二月、南アフリカ共和国でC・バーナードにより初めて行われました。この症例は一八日目に死亡しましたが、その後の一年間で世界では約一〇〇例の心臓移植が行われています。いくつかの技術が開発されて、一九七〇年代の終わりには一年生存率が六〇%を超えるようになったとされています。一九八〇年に免疫抑制剤シクロスポリンが利用されるようになり生存率が急速に上昇し、他剤との併用もあいまって、一九九〇年には五年生存率が八〇%に達しています。

我が国では一九六八年八月八日、札幌医科大学胸部外科教室の和田寿郎教授により、最初の心臓移植手術が行われました。患者は術後、血清肝炎を併発して八三日で死亡しました。そして、このことで大きな問題が巻き起こりました。すなわち第一に、そもそも心臓のように人間に一つしかなく生命に直結するような臓器を、脳死状態とはいえ他人に提供するような手術を人間に行ってよいのか。第二に、心臓移植では死亡直前で心臓がまだ動いているうちに脳死の患者から取り出して使用せねばならないと言われるが、このような脳死の患者を死んでいるとみなしてよいのかという問題です。すなわち、第一の問題は心臓移植そのものが不自然な治療であり、神の摂理に反する治療ではないかということが問題でした。

医療は、本来自然治癒の起こる病気に対し自然治癒を促進するのが本来であり、自然治癒が起こり得ない病気に対する人為的治療は自然の摂理、天の摂理、神の摂理に反するものであるとされました。したがって心臓移植のような医療は神の領域を侵すものであり、その結果生まれるのは人造人間であり、許されないとする考えがかなり根強くありました。また、他人からの移植は、人間が人間を食べるcannibarismに等しいのではないかなどの意見が多数みられました。しかし、一方で、科学技術を利用した医療行為はすべて人為的であり、不自然ではない医療などないとする考えも述べられました。これらの意見は時間の経過とともに、移植手術の有効性が多く報道され、しだいに問題にならなくなりました。そして、第二の問題点である脳死を果たして死と認めるべきかどうかが問題になりました。

政府は一九九〇年、首相の諮問機関として「臨時脳死及び臓器移植調査会」（脳死臨調）を立ち上げ、この問題に取り組みました。しかし、結局は先進諸国に追従する形で脳死を人の死と認めることになり、脳死の判定基準、手続き論が詳しく討議されることになりました。

これまで、人の死亡は呼吸停止、心拍停止、瞳孔散大の三徴候をもって人の死と診断してきました。これは一般に心臓死と呼ばれますが、死亡の診断基準を示したもので、死とは何かという死の定義ではありません。脳死と心臓死を含めた死の定義は決めることは出来ないまま脳死の判定基準が示され、脳死も人間の死であるとされました。死とは結局人間が決めることであり、社会の約束事で決めることとして、死を画一化はできませんでした。

臨床的には、これまで心臓死の三徴候が出そろったとき、医師が「ご臨終です」と家族に告げ、死亡診断書には死亡時間を何時何分と書く習わしがありますので、人びとはその瞬間に死亡したように錯覚しますが、死というものはある時期に急速に進みますが、ある瞬間に死に至るというものではありません。したがって、ある診断基準で死亡と決めるほかにないようです。それが、心臓死の三徴候の判定基準であり、また脳死の判定基準ということになります。ある時期、我が国で〝脳死は死か〟ということが国民的レベルで広く語られました。しかし、これはあまり意味のない議論で、どちらも死ですが判定基準の異なる死であるとしか言いようがないと思います。脳死と心臓死は明らかに異なったものを指しています。脳死の状態でも生命維持装置が装着されていると、心臓死に至るまでの時間が延ばされることになります。そうなると、生命維持装置はいつはずしてもよいのか、その間の患者の尊厳や生きる権利はどうなるのか、医療費は健康保険で賄われるのかなどの観点もあり、倫理的、社会的、法律的問題にも広がりました。現在、日本での脳死は脳死移植を前提にした場合のみという条件下で認められています。

死については脳死の他に人格的生命の死なども考えることが出来ますが、死という言葉の定義が確定していない現状では決められません。後に生きる権利の項でも別の観点から述べることにします。

5　移植医療とiPS細胞について

現代の医療の中で、これまで最大の死亡原因であった癌や脳梗塞、心筋梗塞等の循環器系の疾患は、近年の医療技術の進歩でかなりの率で治癒が得られるようになりました。その結果、若い人の死亡を減らすことが出来るようになり、現在我が国は世界一の長寿国と言われるようになりました。

一方、これと平行して先端医療といわれる移植医療がこれらに加わり、腎移植、心臓移植、肝移植、肺移植、膵移植等が次々に行われて実績が上げられています。しかし、これらが日常の医療として行われるようになったのは比較的最近のことです。心臓移植、肝移植などをはじめとする移植手術は、それが我が国で行われ始めた頃〝脳死の人から取り出した臓器を使う治療が許されるのか〟という倫理的問題が大きな話題になり、移植医療はしばらく足踏み状態が続きました。その後、臓器移植に利用する限り脳死を死と認めても良いと肯定的に理解されるようになり、移植医療が進められることになりました。しかし、移植医療については臓器提供者の死亡の確定の問題とともに、移植医療を受ける側の移植免疫が大きな問題を孕んでいて、臓器提供者を探すことが大変に困難なのです。すなわち臓器そのものが得られても、その臓器を移植に使用することが出来るかどうかが問題なのです。すなわち、組織適合性抗原という抗原が移植を受ける側の組織と適合するものでなければ、移植免疫反応のため移植臓器が拒絶されてしまうからです。そのために、提供者があっても実際に使用できる臓器は数が少なく、それを探すことが非常に難しいのです。

この移植免疫の問題を解決する一つの可能性として、ある時期に大きな話題になったのがクローン人間です。すなわち、未受精卵の核を取り出し、親となる体細胞の核を代わりに埋め込み融合させます。これに刺激を与えると分裂が起こり、これを体外受精の要領で子宮に移植し、妊娠、分娩させるというものです。これは実際には成功することはほとんど不可能とのことですが、万一成功したとすると、ここで生まれた生物は、親の体細胞と全く同じ核をもっていることになりますので、その臓器を親に移植する場合、移植免疫に関する問題は全くなくなるというものです。しかし、もしクローン人間が生まれてもそれは人間であり、その臓器を勝手に移植に使うことは倫理的に許されません。国際的にクローン人間をつくることは法的に禁止されていて、我が国では二〇〇一年六月にクローン技術規制法が施行されています。

これまでの臓器移植は、臓器を手術的に取り換えて治療しようとしていたのですが、最近は機能障害、機能不全を起こした臓器にその細胞の幹細胞と呼ばれる細胞を移植し、新しい細胞をつくらせてその臓器を再生させる医療が考え出されています。これが再生医療、再生医学と呼ばれています。現在、造血機能を高めるために骨髄幹細胞移植などが行われています。そのためには必要とされる臓器組織の細胞の幹細胞が必要ですが、簡単に得られるわけではありません。そのためにどんな細胞にでも分化する能力をもつ細胞が得られれば、それを利用するにこしたことはありません。

そのことを考えれば、受精で生まれる胚細胞はまさに人間の体のすべてに分化し得る細胞ですから、それが利用できれば最も有効であると考えられます。これが胚性幹細胞（embryonic stem cell　ＥＳ細胞）です。しかし、ヒト胚の細胞は人間になることが予定されている細胞ですから、簡単には倫理的に利用が許されません。そこに見つけられたのが京都大学中山教授のｉＰＳ細胞（induced pluripotent stem cell　人工多能性幹細胞）です。これは一定の臓器の細胞として一度分化した細胞を特殊な遺伝子を用いて、その組織の細胞として分化するずっと以前の段階、すなわち胚細胞に近い段階にまで戻したものです。これは初期化された細胞と呼ばれていますが、この細胞はもはや人間になることが予定されている細胞ではありませんので、これを元の体細胞提供者の臓器再生に利用すれば、組織適合抗原の問題もなく、非常に大きな期待がもてるわけです。

他方、ＥＳ細胞は受精卵が六〜七回分裂して出来たときの細胞の塊を取り出し、それを培養して得られる細胞です。ＥＳ細胞は人間として生きる権利が発生する以前の段階にある細胞であるとする観点からすれば、それを根拠に倫理問題が解決すれば、実用性につながるかもしれません。しかし、クローン胚から取り出したＥＳ細胞でないと、本人のＤＮＡを持っているわけではありませんので、やはり移植免疫の問題をクリアすることは出来ません。ただ、ＥＳ細胞はｉＰＳ細胞のような初期化という自然の流れに逆行した操作を含んでいませんので、発生生理学研究には有利な面があるかもしれません。

ｉＰＳ細胞を利用すれば、他人の臓器の移植のように移植免疫で拒絶されることのない自分自身の細胞を使う医療が生まれるということであり、いよいよ人体への臨床応用が期待されるようになりました。現段階では技術的問題、腫瘍を発生するのでないかなどの倫理問題を含めて、いまだいろいろと乗り越えねばならない点があるようです。二〇一四年九月、七〇代の滲出性加齢黄斑変性のある患者さんに、ｉＰＳ細胞の臨床応用例の第一例として、移植手術が行われたと報道されています。パーキンソン症に対する臨床応用も研究が進められているとのことです。最近、他にもいろいろな利用が考えられていて、今後ますます大きな問題になると思われます。

人間は本来、病気やけがに対して自然治癒をする機能を持っています。古い医療では自然の経過を助けるのが医療とされてきました。しかし、最近の医療では自然の経過を改変して生きるのが医療となりつつあります。そして、さらには人間そのものを改造する医療と思わせるものも出現しそうな勢いです。医療がどこまで赦されるのか、その限界を考えねばならなくなってきたようです。

第三章　生命倫理の根本的原理となるものは何か

1　摂理とは何か

これまで医学発展の倫理的原理として考えられてきたものには「摂理」と「人間の尊厳」が重要な位置を占めてきました。摂理という言葉は「神の摂理」「自然の摂理」「天の摂理」などという言葉で同じような意味で用いられています。オックスフォード辞書では、providence（摂理）は「我々を守っていてくれると信じられている神または自然の力」であるとされています。

神の摂理は、キリスト教では万象を支配している理法であり、この世の出来事はすべて神の予見と配慮に従って起こるとされています。ドイツ語では一般に、摂理はFügungと言われますが、哲学辞典（平凡社）ではgöttliche Vorsehungであるとしています。また、摂理は神が被造物をその救済の目標に導こうとする永遠なる神の計画であり、キリスト教神学の中で摂理は明確な概念になっているとされています。

私は天の摂理は古代中国の自然の恵みを感謝する「天」の思想に由来するものと感じます。人間の進むべき方向について考えるとき、以前は我が国で「天の摂理」という言葉がしばしば用いられました。この言葉は、人びとが望むある発展方向が人間の力の遠く及ぶところではないと考えられるとき、諦めの手段として使用されてきたように思われます。この意味で仏教の涅槃寂静のような教えが関係しているのかもしれません。

次に、自然の摂理は昔の人びとが自然を眺め、星空を眺め、山を眺め、海を眺めるときその壮大さに打たれ、空を飛ぶ鳥、野を駆け巡る動物、海を泳ぐ魚に不思議を感じ、豪雨、台風にさらされ恐れを感じたとき、それらには人力の及ばない力、神秘性を感じ、同時にそれらをこの世につくり出した神の存在を考えたと思います。これらのことから、神は人間が侵すことの出来ないもの、侵してはならないという観念が生まれ、同時に神がつくり出した自然をみだりに侵してはならないという観念も生まれたであろうと思います。しかし、いずれも摂理の内容としてはほぼ同じで、日本人には自然の摂理という言葉が最も理解されやすいのではないかと思います。

摂理を考える場合〝神〟も〝自然〟も〝天〟も同じと思われがちで、汎神論では自然のすべてが神であるとされていて、自然を神の原理で統一しています。しかし、有神論では神は自然とは異なったもので、永遠に世界を支配する人格的な神が考えられています。また、理神論では世界の外にある非人格的存在であり、創造された後の世に干渉しないとされています。

絶滅寸前の奄美の黒兎を救うため、クローン兎をつくろうとしていることがテレビで報道されていました。一見好ましいことのようにも聞こえますが、黒兎が絶滅しそうになるのは、生活環境、その他黒兎にとって現状がそぐわない面があるに違いないと思います。その自然環境の変化が人間によりかもし出された変化だとすると、人間にも責任があるような気がします。しかし、絶滅しようとしているのも、人間が環境の変化をつくったのも、自然の成り行きだとすると、それは自然の摂理であり仕方のないことかもしれません。また、クローン黒兎を人為的に繁殖させるのは、本当は現状の苦しむ黒兎をつくるだけに過ぎないのでないかとも考えられます。ましてや、科学者が興味だけで行うのは、あまりに黒兎がかわいそうな気がします。さらに、人間のことではないにしてもクローン兎という不自然に生まれた兎をつくることは、摂理に反することにはならないのでしょうか。

以上のように、摂理という言葉はいろいろな状況で使われますが、医療に関していえば自然の流れに沿った医療、自然治癒を補助する医療が摂理にかなった医療と言われていることが多いと感じます。古代ギリシャの医学の祖といわれるヒポクラテスは自然治癒をうながすことを医療の主眼としたことで有名で、天の摂理に沿った医療はまさに彼の流れをくんだものと言えると思います。しかし医学が進歩した近代の医学では、薬物のほとんどは合成化学薬品であり、手術療法などは自然治癒とはほど遠い、まさに不自然そのものであり、摂理に反すると言わねばならないことになります。それらのすべてを本来神が予想され用意された治療であると考えるには無理があると思います。

私が医師になった昭和三〇年ごろ、産婦人科学では受精卵の研究などは神の領域であるとして、なるべく避けられてきました。したがって、不妊症に関してもそれは宿命であるとして、病気という観念では取り扱われず、そのため健康保険の対象にもなっていませんでした。そして、医療は自然治癒を促進するものであって、自然の経過を歪める医療であってはならないとされていました。また分娩に際してもerwarten（待機）が最も重視され、帝王切開などは特殊な場合に限るもので、切らずにすますのが産科医の務めだと教えられました。

最近、産科医療が急速に進歩したのに、医療訴訟が急増したため産科医が減少して大きな社会問題になりました。以前の一時期に比べると産科医に同情的な見方が多くなったように感じますが、依然として産婦人科医の苦労は多いように思います。このことについては別の項で詳しく述べますが、一体なぜこのようなことになったのでしょうか。悩んだ末に、産婦人科医が〝天の摂理に〟に逆らって産科医療を進めたためではないだろうかとさえ考えさせられました。

神の摂理に反するというのは、明確に具体的な理由で新しい科学技術を禁止しようとするのではなく、それがこれまで経験がないことであり、その先に何らかの大きな危険があることが否定できないと考えるときに使われる言葉であると言えそうです。これまでの経験から、現在の人間がこの世に発生して今日に至るまで進化し存続し続けた歴史を背景に、人類の発展のための安全策を立ち止まって人びとに考えさせるための言葉が摂理であると言えると思います。

ｉＰＳ細胞は一度分化した細胞を、自然の流れを逆行する方向に誘導する操作を行ったものであり、その意味ではその操作は自然の摂理に反すると言われるかもしれません。しかし、自然の流れそのものを違った方向に誘導することがいけないかどうかは、腫瘍を摘除する手術が摂理に反しないとする考えとともに、整理しなければならないことになります。前四〇〇年ごろとされるヒポクラテスの時代から医療は自然治癒を助けることに主眼を置いてきましたが、その意味では自然の摂理という言葉が現代ではもはや意味をなさない言葉になりつつあるのかもしれないようにも思われます。しかし、私は神や自然の摂理というより、それは人間が越えてはならない一線を示すものであり、それを越えると人間が人間性を失い、人間でなくなることを予想せざるを得ないことを示している言葉であると理解するのがよいのでないかと考えています。すなわち「人間が人間性を失うことなくこの世に永遠に続くための自然の流れ」を摂理と考えるのがよいと考えています。人工的に遺伝子を改変するような操作はまさに摂理に反する行為と言えると思います（１４９頁）。

2　人間に大切なものは生命か、尊厳か、人権か

神や自然が明快に人間の進むべき方向を示し得ないとなると、人間は何をしてもよいのか、ということになります。他方、そのような自然の流れを摂理という言葉で片付けようとすると、それは誰かの言葉をそのまま〝天の声〟であるとすることになり、多くの人が何となくそれを認めればそれが摂理にかなったこととされる

ようになります。しかし、ばらばらに数多くの事柄について、いろいろな人に摂理が述べられると、整合性のとれない問題が起こってくるのは当然です。そこでこれらをまとめて一本の根本原理になるものを見いだすことが望まれます。そのためには、人間にとって何があってもこれだけは譲れないものは何かを追求し、どのようなことがあっても、他のものは捨てても、それだけは守るというものを明らかにしておくことが一つの方法と言えます。それが生命倫理の根本原理といわれるものであると言えます。

この根本原理を考えるため、古代ギリシャの人たちは、人間にとって何が最も大切かと考えました。そして最初に人びとが考えたのは自分の「命」でした。しかし人間だけでなく他の生物も命を持っています。命というものが最も大切だとすると、他の生物の命も大切と言わねばならず、他の生物を食べても良い理由がありません。そこで人びとは、なぜ人間の命が他の生物の命より大切であると言えるのかを考えました。そして、そこに考えられるものこそ人間に最も大切なものであり、最も価値あるものであり、それを「尊厳」と呼ぶことにしました。尊厳 dignity という言葉はラテン語の dignus に由来する言葉で「価値のある」という意味です。その経過からわかるように尊厳という言葉は「人間の尊厳」であり、他の生物は持たないものを指しています。したがって動物の尊厳や生命の尊厳という言葉は本来考えられない言葉です。しかし、現状はあまりに広くこの言葉が使われていて、混乱をきたしています。それが尊厳という言葉の意味を複雑にし、理解され難くしています。

人間の尊厳という言葉は、最初から人間の生命倫理を考える上での根本的な原理として取り上げようという意図があったわけではありません。この尊厳という言葉がそのように重視されるようになったのは、「アメリカの独立宣言」で重視されるようになった「人権」との関係、また第2次世界大戦で大問題に発展した生命倫理との関係が契機になったものです。そこで、この尊厳思想と人権思想の成り立ちを少し詳しくみることにします。

第四章　「西洋の尊厳思想」と「アメリカの人権思想」

1　西洋の尊厳思想の起こり

古代ギリシャでは「人を殺すのは許されないのに、生物を殺して食料にしても良いとされるのはなぜか」ということが多くの人びとにより考えられたことを先に述べました。その結果、アリストテレスは〝人間は生物界のヒエラルキーの頂点にあることを神から許されているからである〟と聖書を引用して説明しました。すなわち、神はこの世に光が生み出された三日目に植物を、五日目に魚と鳥を、六日目に野生動物や家畜までをつくり、その後で神の姿に似せて人間を創造したとあります。すなわち、植物は動物の食料としてつくられ、動物は人間の食料としてつくられたものであり、アリストテレス（前三八四－前三二二）は、人間を生物界のヒエラルキーの頂点にある価値の高い生物であり、他の生物を支配し治めるためにつくられた生き物であると説明しています。

中世になり、キリスト教のストア哲学では「人間の尊厳」dignitas humana という概念で人間の価値の高さ、生物界のヒエラルキーにおける高位性が説明されるようになりました。dignitas は先にも述べたようにラテン語で価値のあるという意味です。このストア哲学の中心人物がイタリア生まれのキリスト教神学者で、主著の

『神学大全』で有名なトマス・アクイナス（一二二五－一二七四）です。彼は他の生物は持たないが人間だけが持っている社会的に価値のあるものとして、人間の理性、知性を挙げ、「理性による真理の認識能力」が「尊厳」であるとしました。それは神に近い能力を人間が持っていることを述べたものであり、人間が神の似姿につくられたこととともに、人間が神に最も近い生き物であり、人間が生物界の頂点にあるとしました。トマス・アクイナスは人間を、尊厳を持つ人、喪失した人、罪人、悪人などに区別して述べています。すなわち、ここでの人間の尊厳は個人の人間の尊厳として語られていたわけです。

それから約二〇〇年が過ぎ、いわゆるルネサンス期に入り、人文学者のピコ・デラ・ミランドラ（一四六三－一四九一）という青年が宗教を離れて「尊厳」について語ろうとしました。彼はイタリアの貴族に生まれ、ボローニャ大学とパドバ大学で、それぞれ法学、哲学を学びました。彼は人間が最初から生物界のヒエラルキーの頂点の座を神から与えられているのではなく、人間は他の被造物と異なり、その「地位と本性を自分の自由意思で形成していく能力を持っているところに尊厳がある」とし、そこに、人間が神から独立して、生物界のヒエラルキーの頂点に立つことが出来る理由があるとしました。一四八六年、彼はローマで哲学的・宗教的討論を企てましたが、その内容に異端的な考えが含まれているとして、教皇により討論会は中止させられ捕えられました。釈放後フィレンツェに逃れましたが、短命であり、毒殺されたとも言われています。彼の執筆した「人間の尊厳 hominis dignitate について」という題の論文は一四九六年、甥のジャン・フランチェスコが編集した「著作集」に付加されたものです。これが後の尊厳思想に大きな影響を与えたことは間違いがありません。以上のように、ここでも尊厳は「個人の尊厳」として語られていると考えられます。

中世における「意志の自由」はこのようにキリスト教の神との関わりにおいて語られたのですが、近代になりイマヌエル・カント（一七二四－一八〇四）はこの自由を、神を介さない自然に対する人間の自由と考えました。彼の考えた自由は自律（Autonomie）であり、道徳の根源を個人の尊厳に求めました。すなわち人格が尊厳とされるのは、人間が自分で道徳法則を打ち立てる自律の能力を持っているところにあるとしました。そして、理性的存在者を人格 Person と呼び、人格は人間が目的としてその完成に向けて努力する対象であり、人格は目的 Zweck であると同時に手段 Mittel であるとしています。すなわちここでも尊厳は後天的個人の尊厳が念頭にあると思われますが、個々の人間（Mensch）が尊厳なのでなく、その人格が背負っている人間性（Menschheit）が人格の尊厳（Würde der Person）であるとも述べています（佐藤）。カントもあらゆる人間に無条件に尊厳があると認めているわけではありません。理性的存在者の理性は古来、人間と動物とを区別するものとされ、先天的な人間性のように表現されますが、これは広義の知性を獲得した後に生まれるものともされています。

ここに至ってカントの述べる尊厳には、個人の尊厳を述べているのか、人類の尊厳を述べているのか、ややあいまいな表現がみられますが、カントの述べる人格は主として個人的道徳的人格であり、ヘーゲル（一七七〇－一八三一）の述べた社会的・法律的人格とは区別されると言えると思います。後述する私の述べる人格の概念からすれば、カントの述べた人格は後天的・倫理的・人格であり、ヘーゲルの述べた人格は社会的・人間的人格であり、遺伝的人格に近い、いわゆる法の前での平等な人格を述べていると言えます。この二つの人格は一つの人格の表と裏の関係にあるもので、個人と社会の関係にあり、切り離すことが出来ないものと考えられます。

現代に至り、このような人格に対する考え方は、知的能力（理性、知性、悟性）による総合的判断力、自由意思による自己決定能力、〝人としての心〟、権利・義務・責任を担う能力、自己意識の存在などが重視されていますが、このことにより最初に問題とされた「人を殺すのは許されないのに、他の生物を殺して食料にしても良いとされるのはなぜか」という問題が「尊厳」という言葉で完全に解決されたわけではありません。ただし、人間を殺してはならないのは人間にとって絶対的価値である「尊厳」があるからであると説明されるようになりました。

この掴み所のない「尊厳」という言葉で論理的に十分な説明は出来たとは感じられませんが、この尊厳に対する考え方はアメリカの独立宣言、第2次世界大戦を経て大きく変化することになり、尊厳について人格を重視する西欧と権利を重視するアメリカの二つの流れが生まれました。

2　アメリカの独立宣言と人権思想の起こり

一七七六年七月四日、トマス・ジェファーソンにより起草されたアメリカの独立宣言が発表されました。その前段には「すべての人間は平等に造られ、造物主によって、不可侵の権利が与えられ、その中に生命、自由、及び幸福追求が含まれる」という有名な文言があり、これがその後の世界に大きな影響を持つことになりました。この頃から人びとは、人間を殺してはいけない理由、他の生物を殺して食べても良い理由を「人間の尊厳」で説明するのは難しく、「人権」や「生きる権利」として考えるほうがはるかに理解されやすいと考えるようになったと言えます。そして、このような権利が人間に存在する根拠として「人間の尊厳」を位置づけることになりました。

一九四五年、第2次世界大戦が終了し、戦争であまりにも多くの人びとの命が失われたことを背景に、今後二度とこのようなことを繰り返すことのないようにと、一九四八年の第三回国連総会で「世界人権宣言」Universal Declaration of Human Rights が採択されました。世界人権宣言の第一条には「すべての人間は生まれながらにして自由であり、かつ、尊厳と権利に於いて平等である。…」とあり、第三条には「すべて人は、生命、自由、及び身体の安全に対する権利を有する」と述べられています。このように、尊厳という言葉を権利あるいは人権という言葉に代えることにより、内容の具体性が高まり理解しやすくなり、同時に尊厳という言葉もしばしば使われるようになりました。

ドイツは、第2次世界大戦でナチス・ドイツが行った行為があまりにもひどい残虐行為であったことを反省し、その反省から厳しい内容の憲法（基本法）をつくり上げて、正面から人間の尊厳に取り組みました。ドイツの憲法であるドイツ連邦共和国基本法（一九九〇）では、その冒頭の第一条第一項で「人間の尊厳は不可侵である。これを尊重し、かつ保護することは、すべての国家機関の義務である。」と述べています。そして、それに続く第一条第二項では「ドイツ国民は不可侵かつ不可譲の人権を、世界のすべての人間共同体、平和及び正義の基礎として認める」と述べられています。すなわち、第一項と第二項で人間の尊厳は人権という言葉に置き換えられていると言えます。

倫理学では根本原理と考えられるものを想定し、それに従ってその考えを発展させようとするものです。そして、その根本原理として、古くから「尊厳」という言葉で説明、整理できないかと考えられてきたわけです。しかし現実の多くの事例から、「権利」という考えで整理する方が理解されやすいのでないかと考えられる段階に入ったとみられます。権利という言葉は、確かに尊厳という言葉より理解されやすいのですが、尊厳と権利の関係が不明確で、論理性を重視するドイツを中心としたヨーロッパでは現在も尊厳思想の色が濃いようです。

人がなぜ人権を持つのかについて、それは「人間の固有の尊厳」にあるとされています。しかし尊厳を、カントを含めてそれ以前の哲学者によって述べられている人格の尊厳、すなわち人間以外が持ち得ない高度の思考能力とされる知性、理性、総合的判断力、自己決定能力などとすると、それらの知的能力が著しく低い、あるいはないとさえ言ってもよい状態の人間には尊厳性がないと言わざるを得なくなります。すなわち、胎児、乳児、高度の脳機能障害者では人権を保障できなくなります。このことについては、後に詳しく述べますが、現代のキリスト教が考える、生まれながらに存在しあらゆる人間が平等にもっている人間の尊厳という考えと、前述の人格の尊厳とは合致しないのです。そこで次章で述べるように、私はカントの述べている人格の尊厳の他に、遺伝的人格の尊厳と言えるものが別に存在するとせねばならないと考えました。そして、この二つの尊厳を合わせて広義の人格の尊厳と解釈する考えに至りました。これによりキリスト教の人間の尊厳と人格の尊厳との間のギャップを埋めることが出来たと考えています。第3表に概略を示しましたが、この詳細は次章で述べることにします。

いずれにせよ、これまで掴み所のなかった尊厳という言葉が、わかりやすい権利という言葉に置き換わることにより、世の中には権利という言葉が非常に多く語られるようになり、同時に尊厳という言葉もしばしば語られることになりました。しかし、この権利という言葉は善いことばかりではありません。ホッブズ（一五八八－一六七九）が述べているように、権利は「万人の万人に対する戦い」を生みやすい性質があるので注意が必要です。そして、権利が成り立つためにはそれをコントロール出来る強大な力、法律、条約などが必要です。さらに、権利が尊厳に根拠を置くとなると、世界中で尊厳について一定の見解がなくてはなりません。

第３表　人間の尊厳（私案）

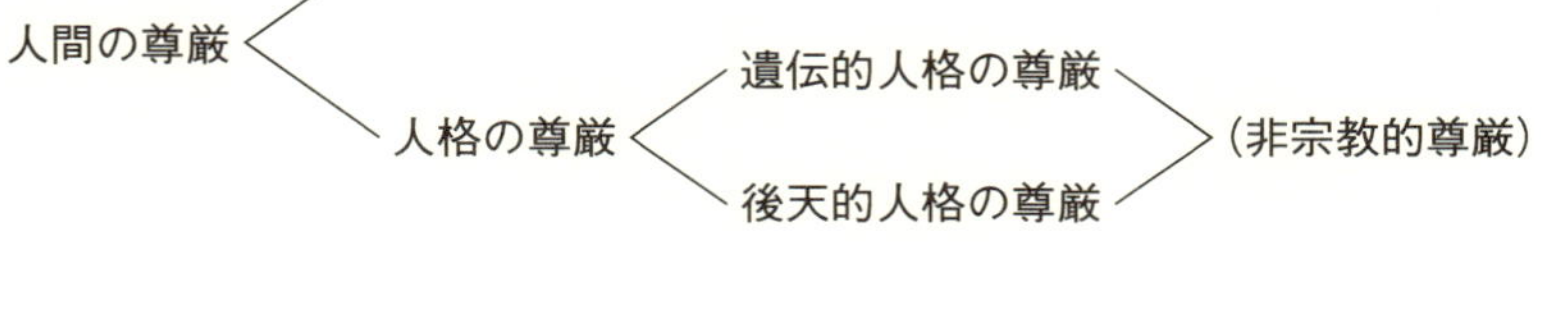

第五章　「人間の尊厳」と「人格の尊厳」

1　キリスト教の「人間の尊厳」と非宗教的な「人格の尊厳」

先にも少し触れましたが、「西洋で考えられてきた尊厳」と「現代のキリスト教で考えられている尊厳」との間には大きな隔たりがあると感じられます。したがって、ここでその隔たりをなくさねばなりません。そこで、キリスト教の尊厳を理解するため、尊厳について上智大学名誉教授のホセ・ヨンパルト氏が正当とされている一五項目の命題の中から五項目を選んで、第4表に示しました。しかし、おそらくここに述べられている文章は日本人にとってはかなり理解しがたい面が多いと思います。

先に述べたカントの人格の尊厳を頭に置いて、ホセ・ヨンパルトの述べるキリト教の「人間の尊厳」を見ると、表での一、二はそのまま理解できるとしても、二を前提にする限り、三以下の理解は日本人にとって難解であると思います。それは、日本語と外国語の相違からくるイメージの差によることもありますが、神の存在に対する感覚の差が大きいのでないかと思います。この場合、「尊厳」を〝神とのつながり〟と読み替えたり「人間」を〝人類〟と読み替えれば簡単に理解できるのでないかと思います。また、ホセ・ヨンパルト氏の尊厳を遺伝的人格の尊厳と表現すれば、理解が容易になります。本来、この問題は宗教色抜きで理解されるのがよいのですが、なかなか困難に思います。そのことはすでに述べましたが、ドイツや日本ではカントによる人格の尊厳（Würde der Person）という考え方が古くから一般的にあります。根本的にカントの尊厳は人間個人の尊厳であり、人類を中心に置いたキリスト教の尊厳とはその点で異なると言えます。ドイツの連邦憲法裁判所は人間の尊厳とは人格の個人的尊厳であるだけではなく、類的存在としての人間の尊厳でもあると述べています（松田）。

日本国憲法は個人主義の哲学で成り立っていて、国民は個人として尊重されると述べられています。しかし、この個人主義は他人の犠牲で自己の利益を得ようとする利己主義には反対し、全体のために個人の犠牲を強いる全体主義を否定するものとされています。したがって我々にとって個人の倫理的人格の尊厳を述べたカントの尊厳が理解しやすいのだろうと思います。しかし、一方でキリスト教の尊厳も理解する必要があります。そこで、私はカントの「人格の尊厳」に私の提案する「遺伝的人格の尊厳」という概念を加え、この両者を人格の尊厳とすることを考えました。遺伝的人格の尊厳はキリスト教の尊厳と多くの点で一致するもので、キリスト教の尊厳を非宗教的に説明できると考えます（第5表）。

私がこのキリスト教の「人間の尊厳」とカントの「人格の尊厳」の間のギャップを埋めるために考えた遺伝的人格は遺伝的に人間が祖先から

第4表　ホセ・ヨンパルト氏の「人間の尊厳を理解するための15命題」
（原文の一部1、3、5、10、14のみ抜粋）

1 「人間の尊厳を尊重すべき」は例外のない倫理学上、かつ法学上の原則である。
2 質の問題としても、量の問題としても「すべての人間は同じように尊厳を持っている」
3 しかし、すべての人間は個人として異なるから、個人としては平等でない。
4 人間の尊厳は不可侵であるが、人間のこの世における生命については、同じことは言えない。
5 「個人の尊厳」という表現を用いるとき、「個人の人間としての尊厳」と理解すべきである。

受け継いでいる人間性であり、人間としての「同類意識」「自己の幸福に対する欲望」「自己の生存願望」などを指しています。これは受精したときに遺伝子に情報として組み込まれるものですので、受精と同時にヒトが始まると考えられます。そして、ヒトはホモ・サピエンスとして、何万年という進化の歴史を背負い、絶滅することなく今日存在しているところに「遺伝的人格の尊厳」（価値）があると考えます。一方、生まれて後に環境から得られる多くの情報から、本人が築きあげた後天的人格は遺伝的人格の存在の上に築き上げられるもので、これがカントの人格の尊厳と言えます。そして、遺伝的人格の尊厳は広義の人格の尊厳の一部として、その内容はキリスト教の尊厳に相当するものと言えます。すなわち、遺伝的人格の尊厳もキリスト教の人間の尊厳も生まれながらにして平等な尊厳と言えます。そこで次にキリスト教の尊厳と先天的・遺伝的人格の尊厳について比較することにします。

第５表　尊厳と人権の成り立ち（私案）

尊厳の種類	尊厳の対象	人権の種類／根拠
人間の尊厳 （キリスト教）	神との絆	人権／信仰心
人格の尊厳		
遺伝的人格の尊厳 （岡田）	遺伝的（人間的）人格	基本的人権／先天的人格 （人間性）
後天的人格の尊厳 （カント）	個人的（倫理的）人格	後天的人格権／後天的人格 （人格性）

キリスト教の人間の尊厳＝狭義の人間の尊厳
カントの人格の尊厳＝狭義の人格の尊厳＝後天的人格の尊厳

2 「遺伝的人格の尊厳」（私案）と「宗教的尊厳」

キリスト教の尊厳は、生まれながらの尊厳であることが決定的に強調されているため、キリスト教の人間の尊厳には、そのままではカントの人格の尊厳は含まれなくなっています。しかし、私が述べた遺伝的（先天的）人格の尊厳は内容的にキリスト教の尊厳にほとんどの点で一致します。すなわち「先天的人格」は遺伝子に組み込まれた人間としての遺伝的な人格であるため、キリスト教の人間の尊厳と同様に、あらゆる人間が生まれながらにして平等に持っている尊厳であり、奪うことの出来ない、そして他人に譲り渡すことの出来ないものです。また、人間に固有のものであり、不可侵性があると言えます。他方、キリスト教の尊厳は宗教の関わりなしには理解出来ないものであり、その点で「遺伝的人格の尊厳」と根本的に異なります。そこで、遺伝的人格の尊厳とキリスト教の尊厳との具体的相違点がどこにあるか、以下に述べることにします。

尊厳の発生時期について言えば「遺伝的人格の尊厳」は、ヒトDNAが形成される瞬間に親から受け継がれることは明白で、他に考えられません。この点ではカトリック教会の考えは人間の発生時期はヒトの発生時期と同時であるとしていますので、遺伝的人格の尊厳の発生時期に一致します。しかし、カトリック以外の宗教では、人間の生命はヒトの生命の始まりに遅れて始まるとされます（12頁）。したがって、カトリック以外の場合は受精から人間になるまで人間の尊厳はないことになります。この考えが妊娠中絶やヒト胚の実験的使用を可能にする根拠とされています。

遺伝的人格の尊厳に根拠を置かれている人権を考えると、互譲道徳で成り立っている国では、先天的でも後天的でも権利にはそれに等価とみられる義務が果たされていることが必要で、その義務が果たされない場合には権利は成立しないと考えられます。法律上の権利能力は権利や義務の帰属主体である法律上の資格であり、出生と同時に取得するとされています。キリスト教の人間の尊厳は神から与えられたとされますので、義務は論じられないようですが、信仰という自然の義務があると考えれば理解ができます。

人権の存在する根拠は尊厳であるとされていますが、一方でキリスト教の尊厳や権利は質も量も生まれながらに平等に人間に存在するとされます。しかし、後天的人格の尊厳は生まれて後に個人が築いた人格の中に生まれるもので、質も量も個人に平等とは言えませんので、後天的人格には人間に共通の尊厳は存在しないことになります。キリスト教でホセ・ヨンパルトのように、後天的人格の尊厳を認めないとすれば、後天的人格に根拠を求めている人権はなくなることになります。キリスト教では、後天的に生まれる人格権のような場合、どのように考えられるのか不明ですが、その場合は権利ではなく、尊重すべきものとされるのかもしれません。

生きる権利の発生時期について考えると、カトリックでは受精と同時に神から与えられる尊厳とともにヒト胚の生きる権利が存在するとされますが、他の宗教では受精後一四日以後に人間としての生命、生きる権利が発生するとしています。

我が国では尊厳や人権が神から与えられているとは考えません。人間としての生命がいつ発生するかは決められているわけではありませんが、ヒトの胚には受精と同時に遺伝的人格の東洋的尊厳（神聖）が発生すると受け止められていると思います。しかし、私は人間としての権利については権利に伴う自然義務の遂行が必要ですので、母体が妊娠を感じ、喜びを感じた瞬間から生きる権利が始まると考えています。その理由の詳細については後述します（57頁）。

以上、先天的人格の尊厳とキリスト教の尊厳とそれから生まれる人権について、その相違を述べましたが、生きる権利については第二部で詳しく述べることにします。

3　人格という言葉の多様性

人間性や人格性、尊厳や人格などの言葉がさまざまな形で用いられています。そのために人格という言葉は尊厳の意味や宗教とも関連して大きな混乱が起こり、誤解が生まれています。そこで、ここでその意味について整理をしておきたいと思います。

日本では一般に、カントが述べているように尊厳は人格（Person）の中、あるいは人格に存在する人格性（Persönlichkeit）にあると受け止められています。そして尊厳を根拠に人権が存在するとされています。しかし、この人格という言葉は単に人間を漠然と捉えた言葉として用いられていることもあり、人格と人格性が同じように用いられていることもあります。また人格は法的には権利、義務、責任の主体として捉えられ、道徳的行為の主体とされます。また、心理学的なパーソナリティーの意味にも用いられます。いずれにしても人格者という言葉が小さな子どもに当てはまる言葉ではないところからわかるように、人格は人間が成長するにつれて形成されていくものを指しています。

他方、キリスト教で述べられている人格は、他の生物と人間との階層の違いを人格という言葉で表現して用いられています。中世のカトリック教会ではヒエラルキー（位階制）と呼ばれる身分構成がありましたが、同様のことが人間と他の生物との間にも明らかな階層の差があるとされ、そこに人間の尊厳を認めたのです。そして人間のさらに上位には神と神の子と聖霊の三位一体の位格があるとされています。このことを考えることにより初めてキリスト教では、生まれる以前からすべての人間に平等に人間の尊厳があるとされていることが理解できます。person（位格、人格）という言葉はラテン語のpersonaに由来し、劇場で役者が用いる仮面のことであるとされています。すなわち、personという言葉は、神の似姿につくられている人間（人格）と仮面をかぶった位格とが見分けがつかない状態となり、人間と神との深い関わりを持っていることを示している言葉であると考えることが出来ます。

私は人格、尊厳、権利を先天的（遺伝的）なものと後天的なものを分けて考える必要性があることを提唱してきました（第5表）。それにより尊厳に由来する人権を先天的人権（基本的人権）と後天的人権（狭義の人格権）とに分けて考えることが可能になります。ここで狭義のという言葉を入れたのはキリスト教の人格と異なることを示すためです。これによって、現在では人権の非常に大きな部分を占めている一九六〇年代以降に加えられた、いわゆる新しい人権と呼ばれるプライバシー権、自己決定権、知る権利、その他の多くの人権について、倫理的人格の形成が不十分な不法者が無制限にそれらの人権を主張することに歯止めをかけることが出来ると考えます。また一方で、その人たちにも存在する遺伝的（基本的）人権の内容を明示することが出来ます。

パーソン論を主張するトゥーリーらは持続的自己意識を有する生存者をパーソン（人格）として生きる権利を認めるべきと主張し、これを人間以外の生物にも広げようとしています。しかし、これはカトリック的人格とは全く別のものです。さらにカントの示す人格の尊厳からも動物の権利を引き出すことが出来るものでないことは別に（47頁）詳しく述べました。

以上のことを理解すれば、いわゆる「新しい人権」に対し古くから人権と呼ばれているものが、キリスト教的人格に由来するものであることが理解できます。現在、人権という言葉は倫理学上で中心的な位置を占めています。そして人権は人間に固有のものであり、人が人である限り、生まれながらにして当然に持っているとされています。一方で、人権は尊厳を根拠として成り立っているとされていますので、ここで言う尊厳は生得的なものでなければなりません。しかし古くから。神学者、哲学者たちは尊厳をむしろ人間の後天的な人格に由来する人間の知的な能力としてきましたので、そこに齟齬を生じています。そのため、先に述べたように、私は人格を先天的人格と後天的人格に分け、両者それぞれの尊厳性から権利が生じると考えるのがよいと考えます。

基本的人権にはいろいろな考え方があって複雑です（初宿）。憲法一四条以下のように特別な義務の課せられていない権利を基本的人権、第一三条の幸福追求権などのように、公共の福祉に反しない限りという倫理的義務が課せられているものを後天的人格権（仮称）とすればわかりやすいと考えています（第5表）。

4　人間性と人格性

人間性という言葉と人格性という言葉も、しばしば紛らわしいのですが、前述した人間の先天的性質、後天的性質の面から考えると理解が容易になります。第6表では、左半分に生得的な人間性を示し、右半分にはそれらが出生後に発展して積み重なり成立する人格性を示しました。ただし、人格性は人間性の上に成り立っていますので、人は先天的性質である人間性と後天的性質である人格性の両者を一体として持っていることになります。カントは人格（Persönlichkeit）の内に尊厳（Würde、dignitas）が存在するとし、道徳的・理性的存在者のみが尊厳を持っていると述べています。トマス・アクイナスは尊厳を持つ人間と失った人間とを区別し、上位の人間と下位の人間とを区別しています。本書ではこのカントの述べた「人格」に沿って述べていますが、キリスト教神学で述べている人格はこれと異なり、人格はその上位にある三位一体の位格に対して人間の格を区別し、同時に人格とその下にある他の生物の格との相違を示す言葉として、人格という言葉が述べられています。したがって、その場合の人格は後天的人格を含むことになります。しかし、ホセ・ヨンパルトが述べている「あらゆる人間が質的、量的に同じように尊厳を持っている」という場合の尊厳は、先天的人格の尊厳のみを指していると言わざるを得ません。

このように、人格や人権という言葉は場合により意味が異なりますので理解が困難になります。このことは人間性と人格性が全く同じ言葉として間違って用いられていることとも関連します。本来人間性は先天的な性質、すなわち人類の性質とも言えますが、人格性は人間性の上に後天的に個人が獲得する人格が加わり一体となったものと言えます。

人の心は心理学的にイド、自我、超自我の三層構造になっていると言われています。第6表に示したイドは本能的衝動からなる部分とされ、出生時にすでに存在しますが、生後5－6カ月ごろから自我がイドから分化し、自分の意思を決定するようになります。さらに、3－4歳ごろからは超自我が自我から分化しはじめて、思春期前後には道徳的意識がほぼ完成するようになり、人は成人と言われるようになります。すなわち、この経過をたどって遺伝的人格を基にして、その上に後天的人格が重なり成長するわけです。

イドは感性界のもので、感性に由来する本能的な欲望のエネルギーの源泉となるものとされ、エスとも言われます。理性はこの

第6表　「人間性」と「人格性」（私見）

遺伝的・先天的性質		後天的・倫理的性質
イド → 理性	→	自我 ← 超自我 ← 経験・教育
人間性（Menschheit） （遺伝的人格の尊厳）	→	人格性（Persönlichkeit） （後天的人格の尊厳）
人間（Mensch） （先天的人格）	→	人格（Person） （後天的人格）
人の心	→	人としての心

ような感情に流されることなく判断し行動するようになる原動力で、イドをコントロールし人間が外界に対応する自我を生みます。他方、この自我は超自我によっても倫理的な監視を受けています。この超自我は叡智界のもので、知性として捉えられている超感覚的な倫理的価値観や良心と言えるものです。すなわち、人間の実際の行動を決めている自我は「〜をしたい」というイドが「〜するのがよい」とする理性と「〜するべきだ」という超自我とにより、二重にコントロールされてつくられていることになります。理性は古くから動物は持たないが、人間だけが持つ重要な価値（尊厳）で生得的なものであるとされてきたもので、生後はこれが超自我に発展すると考えられます。

人の心や意識が出生前の胎児にどのように存在するかは明らかでありませんが、出生直前と出生後は連続した一連の生命ですので、これらが人権と同時に出生直後に突然出現するとは考えられません。事実、妊娠後期では診察時に外部から圧力を加えると大きな胎動が触知され、それは外部からの圧迫・刺激に対する単純な反射運動ではなく、窮屈な位置から楽な位置を求めて、その方向に動く意思が存在すると感じます。これらのことから出生前の段階にすでに意識が存在すると考えられますので、出生後かなりの時を経て出現する人としての心、すなわち倫理的意識の前段階のものとして、理性を第6表に示しました。これらの先天的な遺伝的人間性は遺伝的人格の尊厳を形成します。この人間性は生後に初めて外部から観察されるものですが、あらゆる人に存在することから考えて先天的人間の尊厳には、同類意識、幸福に対する欲望、生存願望などが考えられます。このことについては後にも詳しく述べます。

他方、生まれて後に発展的に成長する後天的人格は、後天的人格の尊厳につながります。人格性の中心は知性、倫理的で自由な自己立法の能力、人としての心などであり、それが他の生物に認められない人間の特性であると言えます。その特性が人間の価値、すなわち人格の尊厳と言えることになります。なお、憲法では自己決定権をはじめとする〝新しい人権〟と呼ばれるものは幸福追求権の中で処理されています。なお出世前の権利については〝生きる権利〟を中心に考えられていて、そのことについては後に詳しく述べます（５７頁）。

ただここで述べている人格は、カントの述べた「道徳的行為の主体」としての人格の意味で述べていますので、キリスト教で述べられている「生まれながらの人格」との間にずれのあることに注意が必要です。すなわち、前述のようにキリスト教の人格は三位一体の神の位格と対比される人格で、キリスト教の「人間の尊厳」はほぼ遺伝的人格の人間性に由来するものであり、カントの「人格の尊厳」は後天的人格の人格性に由来するものとすると考えるのが理解しやすいと思います。現在は、人間の尊厳と人格の尊厳という言葉が混同されながら用いられて混乱しているように思います。

第二部　「生きる権利」と「死ぬ権利」

第一章　米・豪の「パーソン論」（生きる権利）について

1　パーソン論での人間の生きる権利

近年医療技術が高度に進歩し、心臓移植や肝臓移植などの高度医療が一般化されています。そして、我が国では強い反対意見もありましたが、ドナーの脳死が人の死と認められるようになり、移植医療の道が大きく広がりました。現在、「人格の尊厳」が生命倫理の最高原理として捉えられようとしていますが、このような流れは多方面に影響を与えています。例えば簡単な一例を挙げますと、これまで、我が国では死亡直前まで一分一秒でも長く生命を保つ生命中心主義的医療がなされてきました。しかし、パーソン論は基本的に自己意識を持つ理性的な人格が認められない場合は、生存の欲求がない状態であり、したがって生存する権利がないとする考えです。脳死や回復の見込みのない高度の意識障害などでは人格の喪失がありますので、パーソン論の条件を満たす人格がなくなっていることになります。したがって、生命があっても人間としての生きる権利がないことになり、以後の延命医療は無駄であると判断されることになります。パーソン論は人間の生きる権利を認める根本的条件を、その人がパーソンといえる人格であるかどうかで決める考えで、欧米やオーストラリアの生命倫理の考えの中で、最近かなり強い力を持っていると言われています（今井）。

この考えは生命至上主義的な現状で、社会的負担が無制限に増加することに歯止めをかけ、修正することが目標の先にあるのではないかとか、また脳死の範囲を広げて移植手術のドナーを得やすくしようとしているのではないかなどとも言われます。しかし、そのこととは無関係に、ここでパーソンといわれる人格は、後天的な理性的人格を指しています。したがって胎児、新生児らのように後天的人格を持たないヒトは、もともと生存する権利を持つ人間としての視野に入っていないことになります。すなわち、人間の尊厳は一般に人権の存在する重要な根拠とされていますが、パーソン論では生きる権利の根拠となる尊厳の範囲を、人間中心主義的「人間の尊厳」から「後天的人格の尊厳」にその幅を狭め、生きる権利の幅を大きく狭めたことになります。

パーソン論では自己意識がとくに重視されており、パーソンであるためには理性的人格が求められていますので、脳死状態はもちろん、高度脳障害、胎芽、胎児等の他、厳密には老人性痴呆の末期等で判断力を失った老人も生きる権利がないことになります。このままでは現代の多くの人びとが持つ現実の倫理観と相容れません。そこで、エンゲルハートらは老人性痴呆などの場合には、その人たちに「社会的尊厳」を認めてはどうか、また胎児などの場合は「潜在的尊厳」を持っているとすればどうかと、このヒトたちもパーソンであり得るとする案も提出しました。しかし個々の例で、誰がどのような基準で人のパーソン性を決めるかなど、多くの難問が残ったままで、現在も適切な案が得られていません。また、すべてのヒトにパーソン性を認めるのであれば、パーソン論の意味がなくなります。

このような状態にありながら、一方で脳死判定の基準が各国で確定され、脳死移植が進むに及んで、このことはそれ以上論議されることが少なくなったように感じます。そのため現在のパーソン論では生きる権利がなくなるかもしれないヒトの権利について、ここで考え直してみる必要があると思います。

パーソン論で言う「生きる権利」とは一体何を指すのでしょうか。元来、人間が生きることの正当性は古くから西洋でも自然法の下で自然権として当然とされてきました。それは外部からの不当な圧力から、自分の生命を守るための本能的な自己保存・自己防衛の権利です。現代の多くの人権と呼ばれるものはこれが基礎となり発展したものです。したがってパーソン論の修正を待つまでもなく、どんな状態でも、あらゆる人間または動物に生きる権利が確立されていると考えるのが通常です。ただし、自然権は法律で守られているわけではなく、生物同士の世界では守られていないのが現実です。そのためパーソン論でいう「生きる権利がない」という表現は我が国では理解されにくいと思います。さらにパーソン論は人間の人間たる条件を決め、その人たちに法的な生きる権利を与えようとするものですが、ヒトの生命は受精に始まり死に至るまで一連のものであることが生物学的に明らかであり、その一部の時間帯で理由もなく人間である条件を決められるものではないと思います。私は、ヒト胎芽の生きる権利は母親が妊娠を自覚したとき、同時に人間になると考えるのがよいと考えています（57頁）。ナチズムの恐怖が二度と起こらないことを最高の目標としているドイツでは、パーソン論のようにヒトを価値ある者と価値のない者とに分けることはナチズムの再発につながる可能性があるとして、この考えは論外であるとしているようです。

これまで尊厳が人権に根拠を与えるとする考えは広く支持されていますが、どのような過程で尊厳が生きる権利につながるのかについては明らかではありません。ただ、この権利がアメリカの独立宣言でみられるように、神から与えられたという考えに立つことは日本人にとって理解されるのがかなり難しいのでないかと感じます。このことについては「日本人の感じる生きる権利と自然義務」の項で詳しく述べることにします。私は人格の尊厳からのみではなく、東洋的な「生命の神秘性」を考えに加えることにより、神の存在と無関係に生きる権利を導き出せると考えています。そのことは自然義務という考えとともに、後に説明することにします（54頁）。ここで述べている生きる権利は国家以前にある自然権であり、憲法上の人権ではありません。この権利は生命権であり、日本国憲法の第二五条に述べられている「健康で文化的な最低限度の生活を営む権利」とされる生存権とは異なります。

2 動物の生きる権利とパーソン論

これまで述べたように西洋の歴史の中で、人間は生物界の頂点にある生物とされてきましたが、この考えが人間中心主義的で、他の生物に対して不公平であると言われるようになったのは比較的最近のことです。しかし、東洋では古くから「生命の神秘性」を重視する考えがあり、「生命中心主義」的であったと言えます。そして、生命そのものはあらゆる生物が持っていますので、東洋ではあらゆる生物がその意味で対等の立場にあるとされてきたことは前述のとおりです。生命中心主義では知的能力だけが問題になるのではありません。走る、飛ぶ、泳ぐなどの能力、視力、聴力、腕力、その他、各種の生物としての外面的能力を比較すると、人間より遥かに優れた能力、感覚を持つ生物は数多く認められます。したがって、人間があらゆる面で最高の生物とは言えないことになります。

その上、チンパンジーは知的能力についても人間に近い知的能力を示し、鏡に映る自分を認識し、それほど深くではないにしても他者の心を理解する力があると言われています。そうなると人間の新生児や乳児を成長したチンパンジーと比べると、人間の方が優れているとは言えなくなりそうです。チンパンジーにも人間的尊厳があると認めるのか、新生児に尊厳はないというのか難しくなります。チンパンジーほどではないにしても、かなりの知的能力を持った動物はその他にも数多くあると思います。そうなると、人間であるというだけで、人間が生物界のヒエラルギーの頂点にあるとする根拠はないと考えられます。そして人間は自然を支配するものではなく、自然の中の生命共同体の一員であり、他の生物も人間と平等に扱われねばならないという考えにもなります。

このような流れの中で、オーストラリアのピーター・シンガーは一九七九年、「実践の倫理」という著書の中で、人間同士は基本的に平等であるが、この考えを他の動物にも広げねばならないとしています。そして他の動物も人間と同様の人格を持つパーソン（人間類似の人格）であり得ると述べ、動物の権利を主張して注目をあびました。人間以外の生物がパーソンであり得る条件として、理性と自己意識の存在を挙げています。その条件を満足する動物として、チンパンジー、ゴリラ、次にクジラ、イルカを挙げています。シンガーはそのパーソン性を「生存の権利」の存在する根拠と捉えており、人間の持つ権利は他の生物も当然持っているはずである、と考えています。しかし、この考えをそのまま受け入れるのは大変に困難です。

権利は相手があって初めて発生するものですから、当然それには権利を主張する側に義務を伴います。そして、その義務を果たすことは本来、双方が理性的人格であって、双方に意思の疎通性があり初めて可能なものです。それは共通の価値観、道徳感を持つ者同士の間で、互譲的関係で権利と義務のバランスを取りながら権利が発生すると考えられるからです。それには過去における自分の行為を自分が行ったと人格の同一性が認識できることが必要で、そこで初めて意思の疎通性が生まれ、権利が成立します。これが出来るのは人間同士以外にはごく限られた生物に過ぎません。現代知られている多くの人権はホッブス、ロック、ルソーの流れにみる社会契約により成り立っています。人間と人間以外の生物との間で、そのような社会契約が成り立つ可能性は考えられません。人食い鮫もライオンも人間と同じ権利をといっても、成り立たないのが当然です。

以上のように、人権は人間の尊厳を根拠として導き出されても、生命の神秘性からは発生し難いものです。一般的に人間以外の生物に権利を考えるとなると、誰に対して権利を主張するのか、義務は果たせるのか、義務が果たせない場合の保護責任者は誰なのかなど、新しい考えが必要です。

南アフリカ共和国の南東の海で、一年のある時期に十億匹といわれるイワシの大移動があり、サーディンランと言われています。これはイワシの捕食生物であるクジラ、イルカ、サメ、カツオドリなどがイワシの大群を一カ所に追い込んで、逃げ惑う大量のイワシを捕食する様子を言います。これを映像などで見せられると、人間に飼いならされたクジラやイルカのような動物が理性、自己意識に類似のものを示し得たとしても、野生の生物にまで権利の概念を広げて考えることが出来るかどうかは疑問だと思います。まして、人格に存在する「人間の尊厳」から人権が引き出される過程さえもまだ議論が残されているなかで、動物のパーソン性と権利に結論を得ることは出来ません。

3　生命中心主義の拡大と限界

ハンス・ヨナス（一九〇三－一九九三）は「責任という原理：科学技術文明のための倫理学の試み」を発表し、地球規模で未来の生態系に変化をもたらすことに対する人間の責任を問題視しています。さらに、あらゆる生物や環境の価値を認め保護しようとするアルネ・ネス（一九一二－二〇〇九）らにより、生命の平等、自然中心主義のいわゆるディープエコロジーと呼ばれる考えも示されています。

そして、人間が他の生物と平等に生物界に存在すると考えるべきだとするこれらの人たちによって、キリスト教の人間中心主義（anthropocentrism）は人間の傲慢さから生まれた偏った考えではないか、むしろ生命中心主義であるべきではないかなどの議論も生んでいます。しかし、私はキリスト教徒ではありませんが、無条件にこれらの考えを広げることはどこまでも広がる可能性があり、新しい問題が起こるように感じます。すなわち、生命中心、世界中心、環境中心、宇宙中心などを考えて人間が行動することは、あたかも慈悲の領域の拡大であり、倫理的に好ましく映ったとしても、それこそ実は人間の考えで自然を意のままに支配することが出来るという基盤に立ってはじめて成立するものであり、それこそ人間優位の考えであると感じます。すなわちこれらは、人間が科学技術の進歩に溺れ、科学至上主義に陥り、そこに生まれた傲慢さにより考えられるものと感じます。外界に対する慈悲の心そのものが人間優位を誇示する言葉であると思います。

確かに人間を至上のものとする人間中心主義は、これまで科学技術を駆使し、近代社会の人間的合理主義、人間的実用主義のパラダイムのもとに、社会の発展を生み成果を上げてきました。そして、同時に人間以外の生物を人間の生きる道具として使い捨て、自然を破壊してきました。その結果、高度の科学技術が人間をも飲み込みそうな勢いで成長しました。現代はその悪影響が多く生まれ、そのようなパラダイムの見直しが必要な時代であると言われるようになり、大いに反省せねばなりません。

このような思想の流れからみると、次章で述べる東洋思想は「人間の尊厳」というより「生命の神秘性」が重視されていて好ましい考えと言えそうです。しかし、実はこの考えもそのまま現実に適切であるわけではありません。この考えがあまりに先鋭的になると、人間の生活が脅かされ、それが結果的に人間を含め多くの生物に悪影響をもたらすことも考えねばなりません。東洋では一部の国や宗教圏で、古くから原理主義的に生命中心主義がみられたのですが、あまり硬直的に生命中心の立場を貫くと、食料としてあらゆる生物を食べてはいけないことになり、自分の生命を失うことになりかねません。ややそれに近いことを実践する国もありますが、人間の食料に関しては他の生物を犠牲にすることを、ある程度は許さざるを得ないのは当然です。

また動物の場合、象は象、鹿は鹿、蟻は蟻、同類で集団行動をすることで外敵から身を守っていると言われています。先に述べたサーディンランも集団で自分たちの姿を大きく見せて外敵を威嚇しようとする行動とされています。このような集団行動の出来ることが動物界で生き残っていくために欠かせないものです。人間も人間として集団行動の出来ることが人類存続のために重要であり、私が人間の先天的・遺伝的人格の構成要素として「人間としての同類意識」を最初に挙げたのはそのためです。同様に、人間の生命と人間に有害な生物の生命が人間にとって、全く同じように大切であるとすることが出来ないのは当然です。あらゆる生命には共通した価値があるという考えに同意したとしても、それは部分的なものであり、生物の間に一定の枠があることを認めざるを得ないと思います。

我が国では、人間も自然界の中の一生物として、自然界の秩序を乱すことのないようにするのが、ひいては人間のためであるという考えが以前からあります。我が国の「鳥獣の保護及び狩猟の適正化に関する法律」（平成一四年七月）では、その目的が総則の第一条に「この法律は、鳥獣の保護を図るための事業を実施するとともに、…（中略）…、生物の多様性の確保、生活環境の保全、及び農林水産業の健全な発展に寄与することを通じて、自然環境の恵沢を享受できる国民生活の確保及び地域社会の健全な発展に資することを目的とする。」とされていて、最終的には人間中心的表現になっています。人間が万物の霊長であるとして、他の生物を使い捨てにするというような人間中心主義は改めねばなりませんが、この法律は中庸を得た考えであると思います。自然環境保全法の目的もほぼ同様の表現になっています。人間は生きることを目的に生きているわけではありません。確かに自分の生きることを望んではいますが、それは自分自身の幸福を求めて生きていると言えます。森の中で生き物たちの息吹を感じ、畏敬の念に打たれたとしても、それは人の心を生物に投影して得られた感覚であり、人間本位の判断であることは免れないと感じます。他の生物に対する慈悲の心、愛の心があったとしても、それらは人間の判断であり、そう判断している自分がそのことで常に満足を得ています。それが人間以外の生物にとって本当に望ましいかどうかは不明で、そのことを思えば人間は人間中心主義から脱することは出来ないし、それで良いと感じます。以上のように人間は人間中心主義的考え方から離れることが出来ないと思いますが、我々は生命中心主義的考えや環境問題、さらには未来の問題などと、より良い調和をとりながら進まねばならない時期に到達しているのは間違いがないと考えます。

第二章　東洋の「神聖（尊厳）思想」

1　日本語の「尊厳」とヨーロッパの「人間の尊厳」

ここで、東洋において生きる権利がどのように捉えられてきたかについて述べねばなりませんが、その前に西洋の尊厳思想が東洋でどのように受け取られてきたかについて述べておかねばなりません。日本語の「尊厳」という言葉は必ずしもヨーロッパでの「人間の尊厳」や「人格の尊厳」を表している言葉ではないからです。

我が国には古くから尊厳という言葉がありましたが、それは西洋での「人間の尊厳」という意味ではなく、もっと広い意味で使われていました。すなわち、日本書紀桃源抄（一五世紀後半）や故活字本毛詩抄（一七世紀前半）にその例が見られます。そこでは容姿が重々しく、いかめしい様子や尊敬するという意味、また尊く厳かで侵しがたい様子を表す言葉でした。そしてさらに、尊厳という言葉は人間のみでなく他の生物や、またある場合には無生物にさえも通じる言葉としても用いられていました。すなわち日本語の場合の「尊厳」という言葉は、尊厳の評価をする主体が客体を尊いと感じることであり、一定の尊厳が客体に内在すると考えるものではありませんでした。したがって、尊厳の有無や程度は感じる人によって大きく異なることになります。

西洋での「人間の尊厳」は人間に内在するものを指しています。キリスト教で「すべての人間は同じように尊厳を持っている」とされるのは、尊厳が人間の中に等しく存在するということを意味するものです。等しく尊厳を感じるということではありません。すなわち、外国語と古くからの日本語では、尊厳の意味がその属性において異なることになります。このように、日本語の尊厳は西洋の dignity や Würde と全く同じものを表現しているとは言えませんが、dignity に近い意味を示す訳語として使われてきたと言えます。したがって、以前に論じた「ヒト胚に尊厳はあるか」という問題は、日本では、「ヒト胚に人間の尊厳は存在するか」という西洋的意味と、「尊厳を感じるか」という日本的な意味の二つに解釈され、判断に混乱が生じていたように思います。現代の日本語の尊厳という言葉は dignity や Würde の意味を含めて、広い意味で用いられていますので、外国語との行き違いが起こるのは避けられません。第7表にそれらの関係をまとめてみました。

インド哲学、仏教の研究者で東洋思想の普及に努められた東京大学名誉教授　中村元氏はその著書『生命の倫理』の中で尊厳について「現実に生きている人間は、あまりにも浅はかで、とても尊厳であるなどとは言えないと思われる」「近代西洋で強調され、またこのごろ日本で流行っている「人格の尊厳」という言葉は、何かしら「いやらしさ」を感じる。いかにも虚構に満ちているという感じである。」とさえ述べておられます。

第７表　各種の「尊厳」と「生命の神聖」（私案）

尊厳の種類	尊厳の対象	尊厳の評価
キリスト教の尊厳		
人間の尊厳	神との絆	宗教的評価
人格の尊厳		
1）遺伝的人格の尊厳	人間性	歴史的評価
2）後天的人格の尊厳	人格性	倫理的評価
生命の神聖（東洋的尊厳）		
生命の神聖	生命の神秘性	感性的評価

現在は一般に「人間の尊厳」は生命倫理の基本原理であり、それは人間が感じるものではなく、持っているものとして捉えられています。しかし、現在の日本では、尊厳という言葉があまりに多方面に用いられ〝何か非常に大切なもの〟がそこに隠されていると感じれば、尊厳があると表現される風潮があります。このままでは本来の人間の尊厳、人格の尊厳、神秘性などの意味がなくなりそうに感じます。そのために、どこかでこれらの言葉の意味を整理しておく必要があると考えます。また、世界的にも尊厳という言葉が権利や正義という言葉に代わって用いられているようなこともあります。

2　東洋で重視される「生命の神聖」(Sanctity of life)

古代ギリシャで、人間には「尊厳」という高い価値があるので、人間は神に近い生物であるとされていたことを先に述べました。東洋では「人間の尊厳」という思想はなかったのですが、自分の命の大切さに対する認識が西洋と同じようにあったことは当然です。ただ、東洋では西洋のような人間中心主義的な「人間の尊厳」ではなく、古くから仏陀の教えとして、人間のみではなくすべての生物の生命が同じように大切であるとする考えが倫理観の中核に存在していました。すなわち、仏教では輪廻転生や慈悲の心が説かれて、生物全体の生命の価値の重要性を中心に考える生命中心主義的な「生命の尊厳」とも言われる価値観が存在していたわけです。結局、西洋では人間中心主義的な考えが主流でしたが、東洋では生命中心主義的な思想が中心にあったと言えます。後述するシュバイツァーの提唱した「生命への畏敬」の倫理は、この東洋的思想の流れを汲んだものと言えます。

私は最近〝しられざる野生〟というテレビ番組を見ました。嘴のとがった鳥が太い木に穴をあけ、その穴を木の幹の中で縦に広げ、外敵が来た場合の逃げる場所を作り、そこからさらに横に穴を広げ、外への逃げ道を作っていました。そして、穴の底で卵を温めて孵化させ、子が生まれ、親鳥は子に餌を与え、穴に潜り込んできた外敵の蛇を追い払い、子を守ります。親鳥が子に餌を与え、子が成長していき、巣から飛び立っていくといった様子が写し出されていました。親鳥の行動、目の輝きを見ると、実に感動的でした。また別の番組では深海に住む生物が海底に身をひそめ、海底の土砂と全く見分けがつかない姿で餌の動物が近づくのをじっと待ち、餌が来ると目にもとまらぬ速さでそれを食べ、飲み込む姿が映し出されていました。このような生物は、人間のような言語を持たないのに、誰に教えられることもなく、どうしてそのような能力を持っているのでしょう。まさに神秘的としか言いようがありません。

このような例は、私たちの日常の身の回りにどこにでも見られます。例えば蜘蛛が巣を張っているのを見ると、一瞬自分に蜘蛛の巣がくっつきそうでいやな気がしても、蜘蛛が餌を捕るために懸命に仕事をしているのに気付いたとき、その蜘蛛の巣を傷つけてはいけないという気持ちが起こってきます。アリが餌を探して歩き回り巣に運ぶのも、また植物が太陽に向かって枝を伸ばし、葉を広げるのも、すべて生物が生きるために全力を尽くし、生活を営んでいる様子であると言えます。また、熊も野獣も、人間が食用にしている豚も懸命に生きています。それを見るとむやみにそれらの動物を殺してはいけないと感じるのは当然です。すなわち東洋の生命重視の思想は西洋のように理性的に生まれたというより感性的に生まれたと言えます。

このような「生命の神秘性」は、その性格が異なっても人間を含めてあらゆる生物に共通して感じられます。これが〝生物学的生命〟の「神秘性」sanctity であり、この sanctity は日本語で通常〝尊厳〟または〝神聖〟と訳されています。しかし、生物は生き残るために残忍とも見える行動をとることもありますので、「尊厳」や「神聖」の言葉を避けて、ここでは主に「神秘性」と表現しました。この生物学的生命の神秘性はすべての生命体が持つものであり、これまで論じてきた精神的な「人格の尊厳」のように人間に内在するものとは異なって、外部からの評価であり、別次元のものであると言えます。

ただ〝神秘〟という言葉は人間の力で通常計り知れない不思議な様子を指して用いられている言葉で、通常、「生命の神聖」は生きるための生命のメカニズムに対する驚きです。生命には、生体レベル、組織レベル、細胞レベル、分子レベル、さらにそれ以下のレベルまで、それぞれに神秘性が感じられます。それらの機構はあらゆる生物が持つものであり、あまりにも奥深く、その神秘性に生物による軽重はないと思います。

以上のように、人間について考えられた「人間の尊厳」は人間を含めて他の生物も持っている「神秘性」とは区別して考えることが必要です。人間には西洋的「人間の尊厳」と生物としての「神秘性」の両者の性質が備わっていると言えます。生命の神秘性はすべての生物に感じられます。これは人が感じる価値観であり日本語の尊厳がそれに当てはまりますが、西洋的尊厳ではありません。したがって高い価値を感じる人、あまり感じない人、いろいろな人があります。神秘性は〝実体は何か不明であるが、侵し難い崇高性を感じさせるもの〟という意味で、これが東洋的「生命への畏敬」の念、すなわち東洋的「生命の尊厳」と言われるものであると言えます。

シュバイツァーは「生命への畏敬」を説き、「我々は生きようとする生命に取り囲まれ、生きようとしている生命である」という観点から、「生きようとする意思」が侵害され、破壊されるのを恐れるのが生物であり、生命を奪うのは悪であるという考えに達し、これが道徳の原理であるとしました。これは東洋の仏教の思想に共感して考えられたと言われています。人間以外の生物の「生きようとする〝意思〟」という表現には神秘性、侵しがたい崇高性を感じますが、人間以外の生物に意志の存在は明らかとは言えません。したがってこれは西洋の尊厳ではなく、人の心の投影、感情移入により人が感じて生まれた東洋的尊厳の念、あるいは憐憫の情、sympathyであると思われます。それは人が感じた感覚であり「人間の尊厳」に価するものがその生物に存在するというのではありません。人はそこに人間の想像を超えた何かがある、あるいは行われていると感じたとき、生命、生活の神秘性があると感じるものだと思います。

東洋的な「生命の尊厳」という場合の「尊厳」は、西洋的な「人間の尊厳」や「人格の尊厳」という場合の「尊厳」とは属性が全く別のものであることは明らかです。そこで混乱を避けるため、「生命の尊厳」という言葉は出来るだけ用いないことにし、「生命の神秘性」「生命の神聖」、また前後の関係で尊厳という言葉が必要なときは、「東洋的尊厳」または「感性的尊厳」という言葉を用いるのがよいと思います。後に述べますが神秘性の存在は、それだけで直接には生命権を生みませんが、その生命を尊重するべきである、とする根拠を示していると考えられます。

第三章　日本人が感じている生きる権利とパーソン論

1　胎芽・胎児の生きる権利の成立過程

以上のように、洋の東西で尊厳の捉え方に違いがあるにしても、先にも触れたように、人権は尊厳を根拠に成立しているとされています（渋谷）。そして、一方で私は先にヒト胚に歴史的評価としての尊厳が存在することを述べました。そこで、ヒト胚に尊厳があるのであれば、生きる権利がありそうですが、そのことだけで権利があると結論するわけにはいきません。尊厳から権利がいかに導き出されるのかについては、いくつかの段階があると考えますので、それが理解しやすいように西洋の尊厳と東洋の神聖を一つにまとめ、第8表に広義の尊厳として示しました。これで生きる権利の成立の現状がキリスト教の尊厳とは無関係に、非宗教的にわかりやすく説明できると考えています。以下、私の考える「ヒト胚の生きる権利」の成り立ちについて述べますが、その前に論点を明示しておくため、最近問題になっているパーソン論について、ここでもう一度簡単に触れておきたいと思います。

パーソン論は先に述べたように、基本的に自己意識を持ち人格の同一性を認識できる理性的存在とされる人格が認められない場合は、生存する権利がないとする考えです。したがって、この考えからは胚はもちろんのこと、胎児、新生児や回復の見込みのない高度の脳障害者の人も生きる権利がないことになります。このような考えが生まれた背景には、脳死その他の医療上の背景があるとも考えられますが、トゥーリーやエンゲルハートらにより強く主張され、最近のアメリカやオーストラリアでかなり有力になっていると言われています。しかし、妊娠中絶や安楽死の容認につながると反対も多いようです。先にも触れましたが、ドイツではパーソン論のように人間を価値あるものと価値のないものに分けるような考えは、ナチズムの再発につながるとして、論外であるとも言われているようです。すなわち、欧米諸国の中でもかなり考えに違いがあります。このパーソン論を根拠付けているパーソン性はカントの人格の尊

第8表　日本人が感じる「生きる権利」の発生過程（私案）

生きる権利	権利の根拠	権利供与者	自然義務	権利の発生時期
生命の尊重	生命の神聖(東洋的尊厳)	自然	必要なし	受精の時期
生命権	遺伝的人格の尊厳	親・近親者	同類意識	妊娠の自覚
生存権	後天的人格の尊厳	国家	倫理性	出生

厳の流れを一部汲むものです。さらに、これは人間とともに動物の生きる権利を含む考えでもあり、クジラやイルカなど一部の生物の生きる権利を強く主張し、生命倫理の考え方を複雑にしています。またこの考えを持っている哲学者が多くの人びとを率いて、力で日本の捕鯨を止めさせようとして大きな話題にもなっています。

他方、日本は古くから仏教、キリスト教、儒教の他、多くの考えを取り込みながら、一方でそれらの調和をはかりながら進んできた国です。そこで、ここではまず「ヒト胚の生きる権利」について、日本人ならおそらくこう捉えているであろうという日本の現状を先に述べ、それを基に考えてみたいと思います。それは日本の現状が、人間の生きる権利について最もよく世界の意見を取りまとめることが出来る状態にあると考えるからです。その現状はアンケートで確かめる問題でもなさそうなので、東洋的に私自身が常識的な日本人であることを信じて、私の考えをそのまま日本の現状として、以下に述べてみたいと思います。以下に尊厳という言葉を用いるときは原則的に西洋的な尊厳の意味にのみ用いています。また、東洋の「神聖」を基本にした考えを「東洋的」と表現しましたが、東洋には多くの国々があり、すべての国がそうであるというわけではありません。以下、それらのことを含んで、ヒト胚の生きる権利について考えてみたいと思います。

アメリカの独立宣言以来、アメリカでは人権は創造主から与えられたとされています。しかし、この考えが日本ではなかなか理解されにくいところがあります。それは、日本では神を身近に感じていない人が多く、ヒトの命は親から与えられたと一般に感じているからだと思います。すなわち、神の存在を考えないので、権利がアガペーのように神から一方的に与えられるとは考えないのが普通です。権利が与えられるには、権利と等価の義務が権利取得者（主体者）から権利供与者に渡されていると考え、ここに give and take の関係が成立していることがこの場合の権利の発現に重要と考えています。私は次に述べる自然義務というものを重視していますが、世界各国の憲法の先駆となったドイツのワイマール憲法の特色は、権利には義務が伴うという思想に基づいています。ボン基本法では、ナチスの独裁制に対する反動からか、基本義務の名はありませんが、権利に伴う義務を強調する考えは現在も支配的であると言われています（芦部）。権利と義務のバランスは互恵道徳を基本とする道徳観から必然的に発生するものと考えます。ここで述べた生きる権利は憲法や実定法上の権利ではなく、契約でもありませんが、双務契約と対比すれば理解されやすいと思います。

2 生きる権利の日本の現状と「自然義務」

さて、ここで日本での胎芽や胎児の権利について考えてみます。もともとヒト胚は受精が完了した時点で生命体を形成するわけですから、東洋ではそこで胚は「生命の神聖」の対象であり、生命尊重の必要性が存在すると考えます（第8表）。しかし、ここでは母親が妊娠に気づいていませんので権利の発生には至りません。母親が、無月経、つわりなど、妊娠の可能性を自覚し医学的に妊娠が確定すると、両親はもちろんのこと、近親者まで新しい身内が出来ることを喜び、それらの人びとはその子の成長を願う気持ちになります。とくに両親は自分たちで努力してこの子を大切に育てねばならないと決心します。そこに両親と子どもとの間に子どもの「生きる権利」が成立することになると考えます。ヒト胚が近親者に与えた喜びが権利と等価の義務であり、これを私は自然義務と呼んでいます。もしここで不幸なことに、何かの理由で胚が親にも近親者にも喜びを与えることが出来なくて、むしろ大きな苦痛のみを与える状況があるとすると、そこでは自然義務が果たされていないので、胚の生きる権利は成立しないことになります。しかし東洋的には、自然義務が果たされていない場合でも生命の神聖という観念が存在していますので、神聖による生命尊重の必要性は存在しています。自然義務が果たせない状況は母体の異常、夫婦の異常、胎児の異常などにより起こることが考えられます。時には妊娠中絶の必要性があると判断されることもあります。しかし、胎児が母体外生活可能な時期に達して出生すれば、憲法上の生存権が存在しますので、憲法上の権利として生きる権利（生存権）を国が補償することになります。これがほぼ我が国の現状です。

さて、ここで妊娠が判明した時点で近親の人たちが喜びを得て、それが自然義務を果たしたことになり、胚の権利につながるとしましたが、なぜ人びとはそこで喜びを得たのでしょう。その理由はいろいろあると思いますが、その人たちがそれに気が付いているかどうかは別にして、同族、同類の誕生の兆しが人びとに喜びを与えていることが大きいと思います。すべての動物は他の生物を食べて生きています。そのため、状況しだいでは人間以外の動物はいつ人間を襲ってくるかわかりません。数十万年以上の歴史を持つ人間が、もし人間同士を食料にしていたとすると、今日の人間は遠い昔に滅亡していたに違いないと思います。このことは今日まで存続している多くの動物についても、その動物種の間で共通した歴史であり、性質でもあると思います。

この世に生存している生物はいずれも外敵から身を守るため、群を組んで生活をしています。そして、他の動物からの攻撃から身を守ります。その意味からも、人間にとってヒトの遺伝子を持つヒトは自分たちの味方であり、これから生まれてくる人間であってもその命は自分にとって大切です。これが人間の遺伝的人格が人間にとって大切である理由と考えてよいと思います。そのことから私は、人間が他の人間を同類として識別し認識する能力、すなわち同類意識をはじめ自己の生存願望、自己の幸福に対する欲求などが、基本的な人間の遺伝的人格として重視されることを先に述べました。地球上の動物は皆そのように自分たちの力で協力して外敵から身を守る性質を持っているのであり、その点で生物は皆平等であり、そうやって生きるのが自然の生きる権利であると言えると思います。以上の説明で生命の神聖と遺伝的人格の尊厳とで生命権を生む過程を具体的に説明することが出来たと思います。ここで、第8表に示した自然義務は権利供与者が権利を供与した対価として受け取った価値（喜び）を示したものです。生命権の欄にある同類意識については、すでに述べましたが、この言葉の概念は一八九六年ギディングスにより提唱されたもので、社会の結合の本質とされています。

次に、日本人は出生により国家から生存権が与えられます。生存権の欄にある自然義務の倫理性は、後天的人格に存在する倫理性が社会の秩序を形成し、社会の安定と存続に資する点が多いことから、国家に対する自然義務を果たしていることを示したものです。すなわち、ここでは遺伝的人格の同類意識と後天的人格が国家に対する自然義務を果たし、あるいはそれが予定されていることにより、国家が保証する生存権が発生することになると考えます。なお、ここで述べた同類意識と倫理性という言葉はそれぞれを人間性、人格性と記してもよいと思いますが、より具体的にわかりやすくするため、ここでは上記の言葉を用いました。この観点からすれば、倫理性を持たない者の生存権は、それを持つ者の生存権と異なることになると言えます。

3　生きる権利は誰が保障するのか

人間の生存は基本的に本人および家族が支えるべきとする考えが古くからあり、それが憲法上の生存権とされるようになったのは極めて最近のことであると言われています（渋谷）。そうして、生存権は「人間的な生活を送ることが出来る権利」とされています。

我が国の憲法一三条には国民の生命に対する権利は最大に尊重されるとあり、第二五条で最低生活の権利が保障されています。しかし一般に、生きる権利、生命権、生存権などの言葉が同じ意味で扱われていて、出生前や新生児の生きる権利については通常の憲法解説書には詳しくは述べられていません。憲法は日本国民の権利を述べているので、国民として認められる以前のことについて述べる必要がないと言えばそうなります。しかし、パーソン論で問題になるのは、人間が倫理的なパーソン性を持つ国民になる以前の「人間の生きる権利」についてであると言えます。

そこで、私は人間の生きる権利を生命権と生存権とに分けて考えるのがよいと思います。生命権は生まれる以前から「ヒトに備わっている生命を維持する固有の権利」であり、生存権は生まれて後に「人間的な生活を送ることの出来る権利」であるとともに憲法上のものですので「生存に国家の積極的関与を請求することの出来る権利」と考えることが出来ます。すなわち、生命権は遺伝的人格の尊厳に根拠を置くもので、生存権は後天的人格の尊厳に根拠を置くものということになります（第8表）。

人間は前述のように両親、あるいは身近な人（保護義務者）に対し保護を受けるに値する自然義務を果たしていると解されますので、生命権が成立していると考えられることになります。パーソン性が失われたときに、生まれてから死亡するまでの間は国家がその権利を保障することになりますが、他方、生存権は憲法上の権利ですから、としても近親者が生存を望んでいる限りそのことで、自然義務を果たしていると言えますので、生命権が存在していることになり生命は保護されます。医療費は医療保険の適応内で行われています。この状態がほぼ日本のパーソン論に従って（日本では現行憲法上あり得ませんが）国家に保障される生存権（請求権）がなくなったの状況かと思います。そのように考えれば、パーソン論も条件付きで理解可能になるのではないかと考えます。

アメリカでは胎児を人間の生命の潜在的可能性として保護の必要性を認めていますが、生命権を享有するする人とはしていません。我が国では民法三条に「私権の享有は、出生に始まる」とされています。しかし、相続権は民法八八六条で胎児の権利能力を認めていますので、具体的な必要性があるときは、何らかの法的権利の付与を憲法が禁止するものでないとされています（渋谷）。したがって、胎児それ自体が憲法上の基本権の享有主体となることは無理としても、ここで述べた生命権に関しては、自然義務が満たされていれば私法上の権利能力を有すると言えるのではないかと考えます。以上のように考えれば「遺伝的人格」あるいは「ヒトの生命」は受精に始まると言えますが、「生命権」は母親が妊娠を自覚したとき、あるいは着床に始まると言ってよいと考えます。

第四章　死ぬ権利と自己決定権について

憲法が保障する人権には自由、平等、生存権などいろいろありますが、いずれも国民の幸福を目標にしていると言えます。しかし、一九六〇年代以降、従来人権として明示されていなかったものが新しい人権として主張されるようになりました。その代表的なものに自己決定権、プライバシー権などがあります。ここでは生死に関する自己決定権について触れておきたいと思います。

1　患者の自己決定権と医師の救命義務

平成四年（一九九二年）、六三歳の「エホバの証人」の信者である女性が悪性肝臓腫瘍の摘出手術を受けました。患者は手術前に信仰上の理由で輸血を拒否していましたが、術中に予想以上の出血があったために輸血をしなければ救命できない状態になり、患者の希望より救命義務を優先し、輸血し救命し得たものです。控訴は原告の受けた精神的苦痛に対する損害賠償請求で、平成九年三月の一審判決では「救命義務に反する合意は無効」として請求が棄却されました。しかし、平成一〇年二月の控訴審判決では、「輸血以外に救命手段がない場合は輸血する」という説明が事前になされていなかったため、患者が手術を受けるか否かの「自己決定権行使の機会が奪われた」として、不法行為の成立を認めました。その後、平成一二年二月の最高裁の判決では、宗教上の信念に基づいた輸血拒否をする権利は人格権として尊重されなければならないとして、人格権侵害を認め賠償を命じる判決が下されました。

ここで注目されるのは、第一審の判決が第二審で逆転したことです。医療は最近まで長生きを最高の目標に選んで進んできました。そして、長生きは人間の最大の望みの一つであるとされてきました。また、人の命は地球より重いなどと言われて、医師にとって救命義務は他の何事にも支配されるものではないという考えが一般的でした。そのことから考えると、第一審判決は当然のようにみえます。しかし、前にも述べたように医療の上で、パターナリズム的思考は時代の変化とともに認められなくなってきました。そして、個人の人権意識が高まり、自己決定権、人格権などがこのような場合に問題になるようになりました。その結果、控訴審判決、最高裁判決では、インフォームドコンセントの不十分さが裁かれた形になっていますが、生命重視の救命義務といった医療上の信念より、患者の自己決定権が重視されるという時代の流れを感じました。

なお、自己決定権はプライバシーの権利などとともに、幸福追求権の射程にある代表的なものです。自己決定権には自己の生命、身体の処分に関わる事柄（自殺・安楽死・治療拒否など）の他、家族の形成維持に関わる事柄、リプロダクションの自己決定権などもあります。したがって自己の生命身体の処分に関する自己決定権は幸福追求権の中核をなすものとも言えます。この判決は我が国の生命倫理の上で、人間の生命の大切さより人権の大切さが上位を占める流れにあることが示されたものとして重要な意味があります。

アメリカで自己決定権は尊厳と並んで生命倫理学の最高原理に置かれていて、他人に迷惑を及ぼさない限り、自分で決定できるものとされています。これには妊娠、分娩、避妊、妊娠中絶、輸血拒否、ライフスタイルその他いろいろあり、幸福追求権の一部として、またプライバシー権に含まれるものともいえます。しかし、これらが公共の秩序、普遍的道徳に反する場合は法律行為が無効になり、その判定は難しくなります。

アメリカでは自己決定権は大変に重視されているので、日本人はとくに注意が必要です。四〇年以上前のことですが、私がアメリカに旅行しようとしたとき、友人からアメリカで急病の患者を見ても医療行為を行ってはいけないと注意されました。日本の医師免許しか持っていないからという意味かと思ったら、そうではなくアメリカ人の医師でもそうだとのことでした。結局、患者から頼まれてもいないのに助けようとするのはプライバシー侵害になるというのです。日本では救助しようとするのがむしろ当然と思われますが、それがかえって違法行為になるというわけです。現在は「善きサマリア人法」Good Samaritan lawという法律ができていて、応急措置などの救助行為をした者の法的責任を免除するという法律ができているとのことですが、これも救助行為を禁止しないだけで、救助を要請するものではありません。この善きサマリア人というのはキリスト教ルカによる福音書に出てくるサマリア人のことだそうです。すなわちイエスが述べた話に、ある旅人が傷を負って倒れているところを祭司もユダヤ教徒も彼を見過ごして行ったのに、一人の異邦人が彼を助けた例が述べられました。イエスがその異邦人は隣人であると述べたとされるところから善きサマリア人という言葉が生まれたそうです。救助行為さえも重大なプライバシーの侵害と感じるのだと思わざるを得ません。古い時代の日本人にとっては善意から生まれた行為は高く評価され、結果が少々悪くても許される傾向がありました。最近は少し変わってきているのかもしれませんが、とくに日本人の医師は救助に義務感を持っていました。尊厳に重きを置く日本やドイツと権利に重きを置くアメリカとの考え方の相違と言えるのかもしれません。

一方で、我が国は第2次世界大戦後、人の命の重要さが大変強く強調され、人間の命ほど大切なものはない、人ひとりの命は地球より重いなどと表現され、その感覚がかなり深く浸透しました。そして、一人の命を助けるため、多くの命が結果的に犠牲になることもしばしば起こりました。そのため、そこに人権、人間の尊厳、生命の価値のせめぎ合いが起こることもありました。しかし、これら三者のどれが人間にとって最高の価値あるものかは、個人の置かれた環境、その場その場の状況によって変わります。キリスト教的人権や尊厳は人類が対象のことが多く、人の命は個人が対象とみられることが多いので、やや視点が異なります。

一人の人が自分の命を懸けた自己決定による行動では、自己責任が問われることもしばしば起こります。この場合、その人個人にとって、自分の命より尊厳や権利が大切なものであると判断しているわけです。したがって、外部からの圧力でその行動を止め、あるいは救助することは、その人にとっての人格の尊厳を傷つけるものと言えます。

2　自殺、安楽死、尊厳死と自己決定権

前述のような身を危険にさらす場合の自己決定権とは別に、安楽死に対する自己決定権も論じられています。安楽死 euthanasia はギリシャ語の eu（良い）と thanatos（死）との複合語で、苦しみのない死のことであると言えます。最近、我が国で尊厳死法案が上程されようとしていますが、日本語の尊厳死については後に詳しく述べるように、定義の仕方を明確にしないと外国では自殺と理解されるので注意が必要です。

キリスト教、イスラム教などでは、自殺が聖書の「汝殺すなかれ」の掟に反すること、悔い改める機会をなくすこと、神の権利を侵すなどから禁じられていて、罪悪視されています。そのため、古くは遺体にまで社会的制裁が加えられ、刑罰が与えられてきました。しかし、時代の流れとともにこれが変化し、一九世紀に至り自殺を罰することは廃止されました。アメリカでは、イギリスほどキリスト教の影響が強くないので、自殺の頻度が高いのはそれを生む社会的要因の面から考えられています。フランス革命やアメリカの独立宣言に大きな影響を与えたとされているジョン・ロックは、すべての人間は自分自身の身体に対する所有権を持っているとし、生命も所有物としています。

我が国で自殺は不可罰とされています。しかし、自殺幇助や自殺教唆は懲役または禁錮刑に当たりますし、

嘱託、承諾を得ての殺人も殺人罪になります。我が国では赤穂浪士にみられるような切腹の武家文化、戦時中の自爆行為、後追い自殺などにみられるように、自殺を美化して捉えられる傾向があり、自殺が最高の責任の取り方であるとする考え方が古くから存在しました。このような社会的感覚の相違によるものかどうかは不明ですが、我が国の自殺の数は外国に比べて非常に多いとされています。二〇〇四年の警察庁の発表で日本人の自殺の数は人口一〇万人当たり年間二七人であり、その頻度はアメリカ、ドイツ、オーストラリアなどの約二倍で、イギリスの約四倍とされています。そのような状況下で、一九三〇年代に、英米両国に初めて安楽死協会が結成され、また日本では尊厳死が考えられるようになりました。最近ではヨーロッパで死ぬ権利が容認される傾向にあり、二〇〇五年四月、フランスで死ぬ権利新法が可決されました。

我が国では一般に、安楽死は（一）積極的安楽死、（二）消極的安楽死、（三）間接的安楽死に分けられています。（一）の積極的安楽死は患者の苦痛をなくすために、人為的に死亡させて苦痛をなくそうとするもので、患者に依頼されても殺人罪が問われることになります。（二）の消極的安楽死は患者の希望で延命治療・延命処置を行わないもので、結果的に死を招くものです。しかしどちらも意図的に患者の命を縮めることになり、生命尊重の立場からは、そのまま受け入れられているわけではありません。（三）の間接型安楽死は薬物治療で生命が結果的に短縮されるような場合を指しています。

安楽死成立の要件として以下のように（一）患者に耐えがたい激しい肉体的苦痛が存在すること、（二）患者の死が避けられずかつ死期が迫っていること、（三）患者の意志表示が存在すること、（四）積極的安楽死は医師による苦痛の除去・緩和のため他の手段が尽くされ、他に代替手段がないときなどが示されていますが、こうなると、現在は疼痛除去技術が発達していて、安楽死成立要件の（一）（四）は常にコントロールできるとされるので、安楽死が完全に成立することはないことになります。ただ一部に各種の必要要件が満たされない場合でも、その行為が人道主義に基づくものであれば、量刑の点で配慮されればよいという考えが成り立つとされています。他方、このような安楽死の取り扱いは、その国の文化、時代や民族により考えが異なっています。アメリカ、オーストラリア、スイス、オランダ、ベルギーなどの国々で安楽死法が成立した経緯があります。

安楽死は患者の苦しみを取り除くために考えられた措置と言えますが、我が国では、意識が喪失しているため苦痛の程度が明確でない場合でも、延命医療措置を拒否するという患者のリビング・ウィルがあれば、それを尊重して対処するという尊厳死と言われるものが考えられています。これは法学的には消極的安楽死とされますが、明確でない点もあり、現在国会審議が予定されているものです。結論がまだ出ていませんので、ここで述べることが出来ませんが、患者の意思をリビング・ウィルで代行し、みじめな状態で無反応にベッドに横たわったままの死が避けられない末期患者に、現状のままの措置を続けないとするものです。日本尊厳死協会の尊厳死の宣言書には、(一) すでに不治の状態で死期が迫っているとき、死期を引き延ばすための延命措置の中止、(二) ただし、苦痛は最大限に緩和してほしい、(三) 三カ月以上の植物状態が続くときは、生命維持装置を取り外してほしい、などのことが記載されています。すなわち、延命治療の中止を求めているもので、消極的安楽死を指しています。したがって当然、自殺などを含むものではありません。

しかしこの言葉が、英語で death with dignity と古くから翻訳されているために混乱が生まれています。日本語で尊厳という場合、その尊厳は欧米の尊厳とは意味が異なるためです。和英の辞書では尊厳死を death with dignity と訳した言葉が載っていますが、dignity は「価値のあること」が原義であり、欧米では意識のある、生きている状態で初めて dignity が存在するとされますので、death with dignity は意識のある状態での死、すなわち自殺または殺人なのです。また、with dignity とされる with は〝持っている〟というように意味ですが、日本語の尊厳は〝尊厳を感じる〟という意味での尊厳です。アメリカの倫理学者は death with dignity と聞くと積極的安楽死と解釈するようです (秋葉)。

二〇一四年一一月にアメリカ人のブリタニー・メイトという脳腫瘍末期の女性がオレゴン州で医者に処方してもらった薬を飲んで自殺しました。これはまさに自殺ですが、オレゴン州ではこのような安楽死(death with dignity)が認められているのです。しかし、これが日本ではこの報道を尊厳死と訳して写真入りで大きく報じられたため、自殺は尊厳死かと話題になりました。

安楽死も尊厳死も必ずしも定義が確定しているわけではありません。広辞苑によれば安楽死は「助かる見込みのない病人を、本人の希望に従って、苦痛の少ない方法で人為的に死なせること」とあり、尊厳死は「一個の人格としての尊厳を保って死を迎える、あるいは迎えさせること」と述べられています。日本で「尊厳死」という言葉で示されている「尊厳」は東洋的尊厳であり、外部から見た人間らしさ、威厳を保った死に姿という意味であると言えます。意識がなくスパゲッティ症候群と言われるような、みじめな姿を見せないという意味での尊厳です。そのため、我が国で尊厳死という場合は、主として意識のなくなった人の延命治療・処置の中止を指しています。

我が国では一九九五年、いわゆる「東海大学安楽死事件」で横浜地方裁判所の判決で延命医療の中止要件は以下の如く示されました。(一)患者が治療不可能な病気に侵され、回復の見込みがなく死が避けられない末期状態にあること。(二)治療行為の中止を求める患者の意志表示が存在し、それは治療行為の中止の時点で存在すること。患者の明確な意思表示が不可能なときは、リビング・ウィルなどの事前の意思表示がその証拠となる。また、事前の意思表示が存在しない場合は、家族の意思表示が許される。(三)治療行為の中止の対象となる措置は、薬物投与、化学療法、人工透析、人工呼吸器、輸血、栄養・水分補給等疾病を治療するための治療措置および対症療法である治療措置、さらには生命時のための治療措置など、すべてが対象となる。そして、中止時点においては、死期の切迫の程度および当該措置の中止による死期への影響の程度なども考慮する必要があるというものです前述のように、尊厳死は欧米では安楽死とされますが、日本では自殺でもなく安楽死でもないと考えています。欧米に日本と同じ尊厳死という感覚はありません。二〇一四年、超党派議員連盟が「終末期の医療における患者の意思尊重に関する法案」として、それ以上治療をしても回復できないと判断される終末期患者の生命維持装置を外してもよいとする法律を国会に持ち込みましたが、決定は二〇一五年以降に持ち越されました。日本的な尊厳死の定義の決定が早急に必要であると考えています。

人間は最終的に、生命の維持を求めて生きているのではないと思います。人間は幸福を求めて生きています。生命を求めているようにみえるのは、生命を延長すればその先に幸福があるだろうと期待しているからです。生命は幸福のための手段であって、目的ではありません。しかし、生命がなくなれば幸福もあり得ません。将来に全く幸福がなく不幸ばかりであることが明らかである場合は、生命の延長のみの医療は無駄という時代に向かっているように思います。

なぜ人を殺してはいけないのかという問題に対し、人を殺して何か良いことが今までの歴史をみてあったのかを考えてみると答えが得られます。良かったことは一度もないと思います。それは恨みをかい、争いを生むだけです。さらに、だれからも恨みをかうことなく、争いの種になることがなくても、人を殺してもよいことにはなりません。自責の念が残り、それが一生自分を苦しめます。それは宗教上の問題とも言えます。ただ先に述べたように、人間の目的が自分の幸福にあると考えれば本人が自分の幸福を求めて死を望めば、それを完全に否定することは出来ない方向に世界が動いているように感じます。

第五章　老人の考える死のあり方

1　老人が考える望ましい死に方

人間の死について考えるとき、人間は死に望んでどのようなことを思うのでしょうか。私の仲間の老人たちに意見を聞くと、ほとんどの人は寝込まないで死ぬことを第一に望んでいます。すなわち寝込むことは自分自身が長い間苦しむことでもあるし、そのことより仮に自分が苦しまないとしても他の人に迷惑をかけることであり、それは自分自身が最も避けたいことです。そして、意識のない状態で介護のみ受けるのはさらに心苦しく、そのような状態は全く望まないというのが大方の意見です。また、外部から見てうらやましいと思える死に方について、二〇一三年の『文芸春秋』誌で「うらやましい死に方」の例を読者から募り、その中から三〇篇の原稿が選ばれて一二月号に掲載されていました。投稿者の対象になった亡くなられた人は、ほとんどが八〇歳から九〇歳で、ほとんどの例で意識がなくなって死亡するまでの日数は一日からせいぜい二日で、意識のある数日の間に感謝の言葉を述べておられました。死ぬ直前に自分が幸福であると感じて死ねるのが最もうらやましい死に方だと思う人がほとんどのようです。これらのことから、人びとはいたずらに長く生きていることを望んでいるのではありません。健康で長生き、すなわち〝ぴんぴんころり〟を望んでいるのです。

このような考えで、老人医療にあたることが取り入れられてもよいのでないかとも考えますが、一方で、人間の生命ほど大切なものはないとする旧来からの考えがあり、安楽死は我が国の現在の法律では許されていません。しかし、先に述べたパーソン論のように、高度の回復不能と診断された意識障害の場合は、将来、安楽死が許される方向に進む可能性がないとは言えません。しかし、それはパーソン論の項で述べたような生きる権利がないという考えではなく、生存権はなくても家族が望めば生命権はあるという考えのもとで、終末期医療として扱うことが出来ると考えます。

先にヒトの生命の始まりと人間の始まりを区別できることを述べましたが（35頁）、同様にヒトの終わりと人間の終わりを区別して考えることも可能です。ヒトの死は身体的生命の死であり、人間の死は精神的生命の死と言えます。精神的生命の死は、当然ながら自由、平等、幸福を失い人権もなくなります。こうなるとパーソン論に近い考えに映るかもしれませんが、ここでは人権の成立過程が全く異なります。また、人間以外の生物の権利を考えるものでもありません。第8表に見られるように、人間が精神的生命を失って生存権がなくなった場合でも、自然義務が残れば生命権が残ることになります。このように考えれば、パーソン論もある程度受け入れられる可能性があります。

人間は幸福を求めて生きていると考えると何度も述べました。生きることは幸福を得るための手段です。したがって幸福を得るために健康や長生きを求めますが、幸福を失ってまで健康や長寿を求めることはないはずです。しかし現実には判断を誤って、生命を維持するためとされるあまりにも高額な医療費のために、不幸をまねく医療が散見されます。

幸福についての考えの歴史的変化と現状については後に述べることにして、ここでは、人間の望ましい死に方として考えられるのは、誰からも惜しまれて死ぬのが人の死に際して本人の最高の幸せであると言えます。人それぞれ異なっていますので、具体的に述べるわけにはいきませんが、過去の幸福の思い出、目標の達成、その他、これまでいろいろあったと思いますが、その集大成が死の間際の脳裏にあると思います。そこには新しい目標があるわけではなく、身近な近親者から受ける評価があるのみです。それは近親者の人びとがもっと生きていてほしいと願う心であり、死後も一定の期間残っているといえます。これはその人の徳に由来するもので、幸福に対する非常に重要な因子で、アリストテレスの時代から非常に重視されています。人間は生前に徳を積むことが死に際して最も大きな幸福を生みます。徳を身に付けることは決して金持ちであることや大会社の社長である必要はありませんし、容姿が美しいことや学問のあることも必要ではありません。そこで第三部ではこの徳についても述べることにします。

反対に、最も悪い死に方と思えるのは、自分の希望と全く異なった医療が他人の意思で行われる状況であると思います。そこには尊厳もなく、権利もなく、ただ生命があるのみです。ここにきて、人間の生命は尊厳や権利に及ばないと感じます。生命がなくなるときも、近親の人と心の絆を持った人間として死にたいと思います。

2　人間はなぜ死なねばならないのか

老人たちにとって、一日でも長く生き延びたいという気持ちは、年とともに薄くなると感じることが多いようです。将来に不幸しか起こらない長い人生と短いけれど幸福な人生とどちらを選びますかと問えば、ほとんどの人が短くても幸福な人生を選ぶと思います。一方で、六〇歳以上の人は一〇人に一人が認知症であると言われています。その人たちの喜びのある生活をどのように保つかは大変に難しいことですが、重要な問題のように思います。

なぜ人は死ぬようにできているのでしょう。人間の細胞は細胞分裂をして、常に新しい細胞と入れ替わっていますが、その回数は決まっているようです。すなわち、テロメアと呼ばれる染色体の端の部分が細胞分裂ごとに短くなり、その回数に限度があるとされています。しかし、それでも人間の寿命そのものは医療の進歩で大きく延びました。第2次世界大戦終了後、一九四八年の平均寿命は男子五六歳、女子五九歳でした。しかし、その後の平均寿命はほぼ直線的に伸び続けているのに驚かされます。戦争で失われた人びと、新生児医療の成果で新生児期の死亡が大きく減ったことなどが、これらの数値に及ぼした影響を差し引いても、あまりにも急速な平均寿命の増加には驚くばかりです。しかしこのような状況がいつどこまで続くのでしょうか。人間にとって、この状況がどこまでも続くのが本当に望ましい状態なのでしょうか。もし移植や再生医療が、いま以上に大発展を続けていくとすると、どうなるでしょうか。医療の進歩で、このまま後一〇年も続けば、大変なことになりそうです。認知症の老人ばかりが大勢を占めるのでしょうか。

あり得ないことですが、体中の臓器が科学技術の産物で置き換えられた場合、寿命はさらに限界まで延びることになります。それはもはや人間ではないと言わざるを得ないかもしれません。そうなると、人はどこまでが人間と言えるのでしょうか。人が人間であるためには、他の人の心をある程度は理解することが出来て、人間として自分の心を他人に伝えることが出来なくてはなりません。そして、人格の同一性が保たれていることが必要です。それなら、さらに脳も取り替えればいいではないかと思われるかもしれません。しかし、他人の脳をもらっても、他人の記憶が残っていては、新しい自分にはなれません。それを回避するには、胎児または新生児の脳で置き換えねばなりません。しかし、それではこれまでの自分が何も残りません。寿命が延びて記憶も正常に働けば、記憶量が多すぎて頭が混乱し、生活が困難になり、忘れる機能が必要になりそうです。いやなことだけを忘れ去ることは不可能でしょう。もしそれが出来ても、それは自己意識のない無責任で人間と言えない生物になりそうです。

SF的な話になってしまいますが、もし脳の移植が可能になり、それが行われたとしたら、その体を持った生物は、元の人間ではなくなったとしか言いようがないように思います。脳を機械に置き換えることが出来たとしても、その場合は〝人としての心〟を持ち得ないと思われます。そうなると、人間であるためには脳の働きが不可欠で、脳の働きがパーソン論で「自己意識を持つ理性的な人格が認められない場合は、人間として生存する権利がない」という結論に達するのも頷けることになるかもしれません。

最近まで、生命の大切さが強調されていて、生命を一日でも長く引き伸ばすことが医療の目標になっていました。しかし最近になって、人びとは希望していた長寿をほぼ達成し、今は幸福を得る手段としての生命が必要なのであって、人生の目標は幸福にあることに気が付きはじめました。

しかし、ここで本当に言いたいのは、それほど難しい科学技術を利用しなくても、実は人間は脳を含めた全身の組織をうまく再生する能力を自分自身が身に付けていて、そのような再生がすでに日常のこととして行われているということを述べたいのです。それは人間が子どもを生むことです。子どもを生めばその子どもは親の脳を含めて、親のすべての臓器を取り替え、全身の若返りをして生まれてくることに気が付きます。人は子どもを生み、自分は死んで世代交代するのが最も自然で効率が良い若返りであるといえます。自分は子どもに変身し、そのことにより全身が若返ります。それを自分が意識するかしないかは別にして、遺伝子的に子どもは夫婦の分身であり、子どもにDNAとして伝わるわけです。DNAは親子鑑定その他の目的で科学捜査に使われるくらいです。それを親から受け継いだ子どもは親夫婦の命のほとんどすべてを新品につくり替えられた人間ということになります。自分の「永遠の命」は自分自身が分身に変わることで可能であると言えそうです。子どもは父と母の基本的人格を担っているDNAをコピーして受け継いでいるのです。そして、親が生前に得た経験や知識は子どもに伝えられます。人間がこの世に初めて出現したとき、全知全能の神が、永遠の命を人間にこのような形で補償してくれていると言えるのかもしれません。これは、まさに re-production（人間の再生、生殖）の機能と言えます。

このように、人間は自然から「生殖機能」と「生と死」というすばらしい機能を与えられ、それにより永遠の命を得ているわけで、これが自然の摂理だと言えると思います。すなわち、老人は長寿の希望を臓器の移植・再生医療に委ねるのではなく、自然の摂理に委ねた命のあり方を考えるのが自然の姿であると思います。人間が自然と大きく異なった科学的方法で、永遠の命をどこまでも追求することは人間の歴史を大きく変化し、何か悪い方向に進むのでないかと不安になります。延命が目的の臓器移植や再生医療は、若い人のようにその効果が将来に期待される条件を満たした場合にのみ利用されるべきではないかと感じます。さもないと、新しい医療の適応がどんどん無制限に広がり研究が進めば、核融合の研究が核爆弾を生み、大きな被害を生んだのと同様に、まったく思わぬ方向に人間の世界が進んでしまう現象が起こるのでないかと不安を感じます。

二〇〇〇年に長寿遺伝子（サーチュイン遺伝子）という遺伝子がアメリカで発見され、現在は動物実験の段階とのことですが、これを利用すれば老化を遅らせ人間の平均寿命は一〇〇歳くらいまで延ばせるようになるだろうと話題になっています。また、認知症の予防と治療にレスベラトールという葡萄の皮の成分が利用できるとの報告もあります（二〇一一年、六月二六日、ＮＨＫ）。しかし、一方で、老人たちはそれほど長生きしても本当の幸福は得られないと考え始めているようです。人びとは不老長寿の目的で、生殖による自然の方法と移植医療とどちらを選びたいのでしょうか。もし、不老不死の世界になれば人ばかりで住む場所はなくなるでしょう。

3　消えてゆく生命と医療

第一部の摂理の項で、絶滅寸前の奄美の黒兎を救うため、クローン兎をつくろうとしていたテレビ報道番組について述べました。しかし考えようによって、絶滅するとしてもそれは自然の摂理であり、人為的に繁殖させるのは、本当は苦しむ黒兎を増やすに過ぎないのではないか、絶滅しかけている理由を解決することなく、品種の存続だけを強制的にするのは間違いではないかとも述べました。同様に屋久島の何千年の古木が枯れないように修理をしているとの報道もあります。一見、好ましいことのように思えますが、自然保護のためと言いながら、一方でそれは自然に反することをしているのではないかとも言えます。科学者の興味と自己満足だけでやるとすれば良くないことではないでしょうか。

現在、我が国で人びとの高齢化が進んで老人が増えていますが、科学者の意見だけで人間の老人を奄美、屋久島の黒兎や古木にしないでほしい気がします。生物多様性条約が存在するなかでこのような考えは否定されるのかもしれませんが、生物多様性の本当の意義はあまりにも複雑で理解が困難に思えます。もしその考えが自然の畏敬に端を発するとすれば、生物に対する人工的操作の不自然さをどう理解するかが難しいと思います。

幸福な生き方を研究し、人に適用するのが良い医術、医療だとすると、後期高齢者が多い現在、長命ではなく幸福な死に方を研究する医学があってもよいように思います。すなわち満足して死ねる方法を研究することが必要だと思います。老人は自分の頭が呆けるのも、体に不調が起るのも天命、自然の摂理と覚悟をしているのです。私の知人である老人たちが一番恐れているのは、自分の頭が呆けているのに気が付かず、体が元気な状態が続くことです。その場合、周りの人たちに迷惑をかけることの苦しみがあるだけで、自分の幸福は存在しないのではないかと考えるからです。当然のことですが、逆に頭がしっかりしていて、体に不調が起こり苦痛だらけであるのも困ります。本来は、精神的生命と身体的生命とがバランス良く失われるのが自然だと思います。しかし、現実には現代的医術の傾向により身体的長寿ばかりがどんどん進んでいます。精神と身体のバランスの取れた医療は、今後の大きな研究課題として取り上げてほしいものです。

人間には神から与えられた生殖による永遠の命があると考えるなら、人間一人の寿命は子どもを生むことで終わらねばならないと言われるかもしれません。事実、かまきり、鮭、ミツバチのように生殖行動で死ぬ動物も見られます。しかし、人間はＤＮＡだけでは子孫に伝えられない知性を持つ生物で、親は子どもを成人にまで育て、親の獲得した知性、「人としての心」を子どもに伝えることも人間としての役目です。その子どもが結婚して子どもを儲ける準備が整って、初めて親の遺伝子が永遠の命として引継ぎが完了したといえることになります。神から与えられた人間の寿命は本来、そのあたりではないかと思います。

人間が永遠の命を自分のものにするためには、将来役に立つ自分の人生で得た経験や知識を子どもに伝え、不要なものは切り捨て伝えねばなりません。さもないと情報過多で脳が機能不全に陥ります。それが出来るのは本人しかありません。そしてそれを伝える方法は言葉や文書であり、これが出来るのは人間しかありません。それが出来て初めて永遠の命が生まれたと言えます。その時期を迎えたとき、老人は自分の分身である子孫の幸福を願いながら、アリストテレスのいう観想的態度（テオーリア）で生活を臨むことが最も望ましい生き方のように思われます。それは晩年のエピクロスが求めたアタラクシアといわれる幸福の境地にも相通ずるものがあると思います。

先端的医療の進歩は、さらに今後も発展が期待されますが、単なる生命の延長ではなく幸福のために役立つことを期待します。若い人たちには未来に多くの幸福が待っています。とくに若い人たちの病気の回復に役立つ研究がどんどん進められることを願っています。

第三部　幸福について考える

第一章　幸福主義の二つの流れ

1　幸福とは何か

人間は誰しも幸福に過ごしたいと考えているに違いありません。それにもかかわらず、幸福という言葉は曖昧な言葉で、必ずしも意味が一定していません。現在、一般的な定義として、幸福とは「不自由や不満がなく、心が満ち足りている状態」とされています。しかし、満足や不満、およびそれを感じる主体、道徳性、持続性などをどう考えるかによって見方に相違が起こってきます。そのため、多くの学者の意見が容易に一致しないのが実状です。

他方、私は人間が心の奥に常に持っていて一生変わらない感覚は、本人が自覚しているか否かは別にして、基本的には次の二つであると考えています。一つは自分の〝身体的苦痛や不満をなくしたい〟という感覚であり、もう一つは自分の〝精神的喜びや満足を得たい〟という感覚です。

人間の生命には他の生物にも共通する生物学的生命と人間に特徴的な人格的生命の二つの種類の命があります。苦痛や不満をなくしたいという感覚は生物に共通する生物学的感覚と言えそうですが、満足、喜びを得たいという感覚はそれよりやや高度な人間的感覚と言えそうです。これら二つの感覚は人間の一生を通じて変化しない人間の願望ですから、「人間の幸福」とは基本的にそのような人間の本質的な望みが叶えられた状態であると言うことが出来ると思います。

他方、人間はそれぞれ社会の一員であり人びとは助け合って生きています。したがって通常の生活の中では、自分だけの幸福を主張して身勝手な行動をすれば、それが他人に迷惑をかけたり、他人を害したりすることになり、他人との協調が取れなくなることがあります。その結果、他人から非難されたり、そうでなくても自責の念にかられたりして、結局は満足な幸福が得られなくなります。しかし、自己主張をあまりに抑えれば、満足はいつまでたっても得られなくなります。

これらのことから、古代ギリシャの時代から現在まで、幸福についての考えには大きく分けて二つの流れがあります。その一つは自己の満足に重きを置く「快楽主義」であり、もう一つは高い人格を大切にする「克己禁欲主義」です。これらの考えはどちらも大切であり、幸福を得るのには両者のバランスがとれていることが必要です。そこで私は幸福の定義として「苦痛、不満をなくし、満足、喜びを得たいという人間の本質が満たされ、他の人からも羨望される状態」とするのがよいと考えています。

ここでは、先に述べた幸福の一般的な定義に〝喜び〟という言葉を加えていますが、これは満ち足りないところを埋めるような満足でなくても、喜びがあれば幸福という言葉が用いられることがしばしばあるからです。また「羨望される」という言葉を加えたのは、当事者の感じる、あるいは判断する幸福と無関係に「あの人は幸福だ」というように、第三者の羨望が〝幸福〟という言葉で表現されることがあるためと、もう一つはその状態が道徳に反していて、人びとが善いとしないものを誤って幸福と考えることを防ぐためです。すなわち、幸福はその人の人格を傷つけるようなものであってはならないからです。

2　快楽主義と克己禁欲主義

克己禁欲主義（stoicism）は前三〇〇年末ごろにゼノンを祖とするストア派が提唱したもので、己の欲望に克って生きることの中に幸福があるとするものです。他方、快楽主義（hedonism）は同じ頃エピクロスの提唱したもので、快楽の中に幸福があるとするものです。両者は対立する考えのように聞こえますが、どちらにも納得できる面があり、今どちらが正しいと結論されているわけではありません。

エピクロスの快楽主義の快楽はその言葉から享楽的なあるいは官能的な、ややもすれば不健全なものと理解されやすいため、多数の人びとによりその言葉の意味に誤解が生まれました。そのため、後になってエピクロス自身が自分の述べている快楽とは苦しみのない何者にも煩わされない精神の静安（ataraxia）であると表現しなおしています（第9表）。

しかし、これでは禁欲主義との相違が不鮮明になるので、私は「物質的・身体的快楽主義」と表現するのがわかりやすいと考えています。すなわち、富を蓄え、豪華な生活をすることを幸福とするのが快楽主義です。

しかしいずれにせよ、物欲に浸って本能に従って生きることは、社会的な存在として許されるわけではありません。理性的な生き方でなければ他人から非難を浴びたり、そうでなくてもいつまでも心に深い傷を残し、結局はそのことで幸福が得られないのも事実です。しかし、自分の欲望が大き過ぎれば自分の欲望が完全に満たされなくなるのは当然で、欲

第9表　幸福主義の二つの流れ

幸福主義	ストア派	克己禁欲主義	精神文化的幸福	個人的幸福
	エピクロス派	快楽主義	物質文化的幸福	社会的幸福

望は小さくなければなりません。そのためエピクロス自身は、晩年には大変に質素な生活を営んでいたと言われています。

他方、ストア学派の人びとは、幸福は理性に従って禁欲主義で生きることにあると言います。特殊な宗教家や哲学者は別として、我々凡人にとってはそのような禁欲主義ばかりでは幸福が得られそうに思われません。しかし、欲望に打ち勝って人びとから評価される善美の生活をしている人は、他人から信頼、栄誉、愛などを受け、そのことにより得られる満足感は大きく幸福感も大きいものです（98頁）。ストア学派が言うような高い人格を保つためには、どの程度の禁欲でどの程度の幸福が得られるかは本人の感じ方しだいだと思いますが、私は幸福というものは理性に従って生きることそのものではなく、理性に従って生きている中で自然に見いだせるものであると考えています。すなわち、理性的生活を外れて真の幸福はないと考えられますが、理性的生活をしていればそれだけで最高に幸福になれるというものではないように感じます。理性的生活の枠内で、開放感や自由のあることが幸福なのだと思います。簡単に言えば、何も気を使わずに思いどおりに物事を行って、その行為が道徳にかなっている範囲にあるのが最善であると思います。

3　快楽主義の逆説

個人の幸福と社会的幸福に対する認識は東洋、西洋、アメリカなど、地域や国でかなり異なっています。すなわち幸福は、野放しに自分の欲望を満たすことで得られるものではなく、そこには人間としての節度が求められるのであり、幸福は先に述べたように、一定の道徳の範囲内でのみ得られるものだからです。しかし、地域や国で習慣が異なり、道徳が異なりますので幸福の成り立つ枠に相違が生まれます。世界の状況は大きく分けると先に述べた快楽主義の方向に傾いている国と、克己禁欲主義に傾いている国と二つに分かれると思います。

日本は古くから儒教の流れを汲んだ道徳が広く存在し、日本人は礼儀と節度をわきまえたすばらしい民族であり、無理な自己主張をすることなく、我慢強く、献身的に働くことを美徳とし、その中に幸福を求めてきました。そのため、日本は世界的にみても犯罪が少なく、すばらしい国と認められてきました。克己禁欲主義的日本人の道徳観がそれを可能にしてきたと言えます。

しかしこのような日本人の心は、第2次世界大戦が終局を迎える頃には、国家中心の禁欲主義にあまりに強く傾いていたために、人びとは我慢が限界に近くなっていました。終戦後食べるものもなく、芋のつるを湯がいて飢えをしのいでいた日本人は、アメリカの進駐軍から支給された乾燥芋を、アメリカ人はこんなに美味しいものを食べているのかと羨ましく感じました。また、チョコレートを食べ、チューインガムをかみジープを我が物顔に乗り回しているアメリカ兵を見て、自分たちの現状と比較して日本人は打ちのめされました。その後、アメリカから輸入された日用品、電気製品、自動車など、いずれもこれまで日本には見られないすばらしいものばかりでした。このような状況下で、日本人の心の中にアメリカ崇拝の気持ちが生まれたのは無理もないと思われます。

アメリカ人たちは日本人の勤勉さ、献身的働きを高く評価しながら、日本人の自己主張のなさに驚いていました。日本人はアメリカ人に指摘されて初めて自己主張の必要性に目覚め、自己の権利、自由、平等を強く主張することが自分たちの幸福につながると考えるようになりました。禁欲主義から快楽主義へ日本人の価値観は一八〇度転換したのです。

このような価値観の変化はその後の日本の発展に多方面で大いに役立ち、日本は経済大国として、また福祉国家として大きく成長しました。しかし、日本人は欧米の文化のすべてを無批判に受け入れ、日本は遅れているとの掛け声のもとに前進しました。長年の禁欲主義から急速に解放されたため現在はあまりにも大きく快楽主義に振れすぎ、そのために悪影響が出てきた状態だと言えます。このことについて、後にいくつか例を挙げ詳しく述べることにします。

快楽主義は禁欲主義とのバランスを保つことが必要で、誰かがあまりに強く快楽主義を主張すると、それにより被害を受ける人が必ず生まれ、破綻を生じます。禁欲することなく、果てることのない大きな欲望を持つと、その達成は望めなくなるのは当然です。つまり、快楽主義を貫き通すことは不可能で、いつかは欲望を小さくし、極端になれば禁欲生活が必要になります。この状況は「快楽主義の逆説」と呼ばれています。現在の日本はまさにこの状態に陥っているように思われます。

日本は欧米の功利主義的思想を受け入れ、社会は大きな発展を遂げ、世界の中の経済大国と言われるようになりました。とくに科学技術の発展にはめざましいものがあり、日本人の生活は豊かになり、科学技術を利用した便利な生活を楽しむことができるようになりました。しかし、この便利な生活で生まれた幸福も、便利な生活に慣れてくると、その生活は自分の当然の権利であるかのように考え、やがてはそこに不備を見つけて改善を求めることが繰り返されました。そしてさらに訴訟にまで発展することもしばしば起こるようになりました。これの繰り返しで科学技術は良い意味での進歩も得られ人びとの生活を豊かにしましたが、他方、人間関係のねじれも起こり、格差の発生源にもなり、事故の発生にもつながりました。これらのことは自動車その他の交通機関や医療問題、その他、科学技術を利用した分野で日常茶飯事の問題として起こっています。しかし、もともと科学技術に一〇〇％はありえません。したがって、このような社会的問題の発生を完全になくすことが要求されると、科学技術発展の禁止しかありえないことになります。

医療の場合は、医療上の結果的な不満が医療事故として追求され、訴訟問題の発生があまりに多くなったことや、医療技術があまりに高度の発展をしたために個人の医師一人では対応ができなくなりました。そのために診療科を分科して、一人当たりの医師の守備範囲を狭め対応せざるを得なくなりました。例えば以前に内科の医師たちは、広く種々の病気に対応してきましたが、今では循環器科、消化器科、血液科、呼吸器科、感染症科、内分泌科、その他に分かれました。外科やその他の科も同様の方向にあり、一つの科に所属する医師の数は少なくなりました。その結果、高度の医師不足が起こり、問題になりました。とくに分科が遅れた周産期医療や救急医療に大きな被害が現れました。

人の心は心理学上、イド、自我、超自我の三要素により構成されています。イドは快を求める本能的な欲求とされるもので、人は生まれながらにしてイドを持っています。自我は社会的基準などを踏まえて自分の行為をつかさどる主体になるもので、自我は生後五、六カ月ごろからイドが分化して生じるといわれています。また、超自我は道徳的良心であり、三、四歳ごろから自我が分化して生じ、思春期ごろにほぼ確立するとされています。つまり、人間の心は生まれた頃は自己中心的ですが、そのうち外界の環境によって自分の心を整理し自分を表現するようになり、さらに人間はどうあるべきかを学び、そこで全体として責任のある調和のとれた自己が生まれるとされています。

実は、人間で構成されている人間社会の全体も、同じような過程で成熟した社会を構築するものと考えられます。すなわち、社会の幸福も本来快楽主義として生まれ、そのわがままが社会の不調和を生み、心の平安を求めて禁欲主義となり、その中に自由を求めて発展していくと考えられます。現在の日本の状態はあまりにもわがままを通そうと自己主張をしている状態で、幸福主義の枠をはみ出し、快楽主義の逆説が当てはまりそうな状態です。これは終戦前の日本人があまりに禁欲主義的、ストア派的に日常を過ごした反動とも見られますが、日本人が成熟した幸福主義を見いだす一過程とみなすこともできるのかもしれません。成熟した幸福主義は快楽主義と禁欲主義が統合されバランスのとれた状態であり、それが最高善と言えるものだと思います。

4　個人的幸福と社会的幸福（功利主義）

人間の幸福は元来、自分のことだけがわかるのであって、他人の幸福については詳しい事情がわからないので正確に判断できるわけではありません。他人の幸福はすべて想像上のものです。例えば結婚式を挙げている二人が幸福かどうかも、本当の事情はわかりません。本当は政略結婚で困っているのかもしれないし、詐欺師に騙された結婚かもしれません。また、そのときは幸福でもそれが不幸の入り口であることもあるでしょうし、将来のことはわかりません。しかし本人にとって、自分自身の望みが叶った状態であれば、その時点で幸福であると言えると思います。幸福の原点はあくまで自分の幸福です。もちろん肉親の幸福、知人の幸福、世界の人びとの幸福を願いもしますが、他人の幸福は自分自身の幸福に対する願いには及ばないと思います。時には、自分を捨てて他人の幸福を願っているように見える場合もありますが、そのときも他者の幸福を考えて何かを行っている自分に満足し、自分も喜びを得ていると言えます。

しかし、ヘーゲル（一七七〇－一八三一）以後の時代は、時代の変化とともに倫理学を社会の中心にする考えが進み、社会的幸福が重視されるようになりました。そして、一九世紀にはイギリスから功利主義（utilitarianism）が発展しました。功利主義は快楽主義の流れを汲むものですが、個人的幸福ではなく、自分を含めた社会全体の幸福を目指すものですので公衆的快楽主義（universalistic hedonism）とも呼ばれています。

功利主義は基本的に、「最大多数の最大の幸福」に向かって進むのが正しいとする考えで、ベンサム（一七四八－一八三二）やミル（一八〇六－一八七三）により考えられ広まったものです。しかしこの考えは、一部の人が犠牲にされても全体の幸福が大きくなればそれで良いという考えにつながるなど、いくつかの問題点が指摘され変化を生みました。しかしその後、功利主義は「最大幸福の原理」として理解されるようになりました。現在の日本では、しばしば福祉が社会問題として取り上げられていますが、福祉という言葉は公的扶助などによる生活の安定を指すものとして使われています。福祉の「祉」は「幸」の意味です。公共の福祉とは社会一般に共通する幸福や利益であり、功利主義に相通ずるものです。

功利主義の出現で、現代は社会的幸福が重視され、個人の幸福があまり語られなくなっているように思います。それは個人的幸福が自分の利益のみ主張する利己主義と間違われやすいためであろうと思います。しかし、個人的幸福は本来、幸福の最小単位であり、自己の幸福こそ幸福の出発点であるに違いありません。個人の幸福なしで社会の幸福は語り得ません。とくに医療の現場などでは、生活の質（ＱＯＬ）と関連して個人の幸福がさらに深く追求されねばなりません。

東洋では古くから欲望を抑えて生活することが美徳とされ、それが孔子を祖とする儒教の精神として我が国に受け継がれてきました。孔子の道徳は親子道徳と言われるように、個人より親子に重点が置かれるため、個人の幸福というより共生の幸福として説かれています。すなわちその意味で社会性が重視されているとも言えます。

ただ、人生には長い期間があります。そして、その間にはいろいろな幸福が存在しますが、それを打ち消すような不幸もあります。したがって「人生の幸福」はそれらの積み重ねであり、総和であるということになります。そして、人生の最後は死に至るものですから、個人の人生の究極的目的は死に際してその現状を満足し、また人生を振り返って良い人生であったと満足して死ねることにあると言えると思います。そのため、人間は若いときから将来に向かって悔いのない人生を歩むよう努力することが必要であると思います。

人間が死に際して考える幸福はおそらく自分自身の幸福であり、他人や社会全体の幸福ではないと思います。

臨終近くなって自分以外のことで頭に浮かぶのは、まず日本人なら愛する人、家族、あるいは親しい人たちのことであり、その人たちの幸福を願う考えが優先され、知らない人に考えが及ぶ余裕はないのではないかと思います。人生の究極の目的とは、自分自身と周辺の人びとの幸福が中心であると思います。

第二章　人間に幸福をもたらす因子

1　幸福と価値について

私は幸福の定義として「苦痛、不満をなくし、満足、喜びを得たいという人間の本質が満たされ、他の人からも羨望される状態」とするのがよいと述べましたが、いくつかの点で問題のあることも先に述べました。一方、価値についてもそれを定義することに、幸福の場合と全く同様の困難さがあります。辞書によると、価値とは物事の役に立つ性質、有用性、値打ちなどとあり、それは誰もが「良い」として承認すべき普遍的な性質のことで、とくに真善美は普遍妥当性を持った代表的価値であると説明されています。

哲学では価値とは何かという問題は価値論 axiology として論じられています。それはあまりにも多くの学者により論じられ、一定の見解があるわけではなく、それらは難解であり、哲学者でもない私が理解できる範囲を越えています。このように問題が複雑になる大きな原因は幸福や価値などの評価が、個人により、また状況によって大きく異なることにあると言えます。例えば貧乏人は一〇〇〇円に大きな価値を認め、それを手に入れると大きな幸福を感じることになりますが、大富豪は一〇〇〇円に大きな価値を認めず、それを得ても大きな幸福を感じないでしょう。そのうえ、価値や幸福は、習慣、宗教、地域、その他多くの条件でその内容や程度が変わります。一方で哲学者たちがあまりにも幸福や価値の本質を求めるため、簡単に定義することをさらに困難にしているのであろうと思います。

幸福や価値は本来個人的に判断されるものですが、現代に入り功利主義が広まり、個人より社会を重視する傾向がみられ、その中で社会的幸福、社会的価値が論じられるようになりました。しかし、幸福と価値の表裏一体の関係に変わりはありません。

これらのことから、私は現実的な「価値」の定義として「人間に幸福や快い感動をもたらす因子」(有用性、真善美、等)とするのがわかりやすいと考えています。価値の高さ

第10表　幸福をもたらす因子

精神文化的因子(真善美)	幸福の種類
"人としての心"	
「愛」……	他者から受ける愛
	他者に与える愛(自己の満足)
「徳」……	他者から受ける尊敬、信頼、名誉など
学問、知識、智恵、理性など ……	知的満足
芸術、風景、自然、音楽、努力など ……	美的感動

物質文化的因子(科学技術)	幸福の種類
医療 ……	健康、苦痛の除去
富、衣食住など ……	物質的楽、生きる為の必要因子
生活用具、機械、交通手段など ……	身体的楽

は人間に幸福や感動をもたらす程度を示すと言えます。しばしば「価値観の相違」という言葉を聞きますが、あまり内容が明確でないこの言葉も「幸福に対する感じ方の相違」という言葉に置き換えれば、かなりわかりやすくなるように思います。幸福に禁欲主義的（精神的・道徳的）幸福と、快楽主義的（物質的・身体的）幸福があるように、価値にも精神的幸福因子と物質的幸福因子とに分けることができます。

幸福を運んでくれる因子として考えられるものを、精神文化的因子と物質文化的因子に分けた私の考えを**第10表**に示しました。前者はカントらの真善美に当たるもので、後者は科学技術などに由来する、いわゆる実用的（プラグマティズム的）価値を有するものです。なお、この表のなかに、宗教を取り上げねばならないのかもしれませんが、宗教はあまりにも多種多様で、後述のように日本人と外国人で大きく異なりますので、本表のなかでは示さずに、愛の一部として後述することにしました。また、物質文化的因子のうち「富」は、それが直接身体的楽を生むわけではありませんが、身体的幸福を手に入れるための手段として重要なものですので、ここに加えました。

2　「真・善・美」の価値と「科学技術の実用性」の価値

人間の精神活動としては、知情意として知られている知性、感情、意思の三要素がとくに重要とされています。そして、カントは「純粋理性批判」で知性の「真」の問題を、「実践理性批判」で意志の「善」の問題を、「判断力批判」で「美」の問題を扱いました。その後、これら「真・善・美」は絶対的価値であるという考えが、いわゆるドイツの新カント学派と言われるヴィンデルバント、リッケルトらにより広められました。広辞苑には「認識上の真と、倫理上の善と、審美上の美。人間の理想として目指すべき不変妥当な価値をいう。」

と記載されています。またスーパー大辞林には「人間の理想である、真と善と美。それぞれ、学問・道徳・芸術の追求目標といえる三つの大きな価値概念」とあります。私の若い頃は、学問こそ「真」にあたる価値あるものであると考えて疑ったことがありませんでした。しかし、最近この真善美の価値観念の力が弱まっていると感じています。それは真善美という言葉を現代ではあまり耳にしないように感じるからです。

この真善美という言葉は古くから、先に述べたように通常の辞書には不変妥当な価値として〝見出し語〟として載っていますが、最近出版された哲学・思想辞典では価値の項目の中で記述されてはいるものの、見出し語としては載っていないのです（古い哲学辞典では載っています）。なぜそうなってしまったのでしょう。私は、真善美がアメリカ生まれの哲学である有用性を中心に考える実用主義（プラグマティズム）に押されて、価値についての考えに変化が生じたところに原因があるのではないかと想像しています。私自身も「学問より有用性の方が大切でしょう」と言われれば、そういう考えもありそうだと考えてしまいます。しかし、学問がなければ有用性のある考えも、技術も生まれないのも事実です。

プラグマティズムはパース（一八三九－一九一四）、ジェームス（一八四二－一九一〇）、デューイ（一八五九－一九五二）らにより創始され発展したもので、思考、観念、信念、思想などを真理であるとするには、それが自然科学で行われているような実験的検証で有用と判定された場合にのみ正当であると考えるものです。

したがってプラグマティズムは、実験的検証を常に行って成り立っている自然科学のようなものに、本来は当てはめるものではないと思われます。しかし、ネオプラグマティズムの代表者と言われるクワイン（一九〇八－二〇〇〇）のように、自然科学分野にも考えを広め、社会的価値、すなわち功利的価値に重点を置き、科学は自然法則の真実というより、人びとの実践的目的に有用なコミュニケーションの道具であると考える人もいます。プラグマティズムの思想は本来、人間の精神活動が持つ知的価値や道徳的価値をむしろ強調しようとしたものであったようですが、プラグマティズムという言葉が「実用主義」と訳され、その意味で広がりました。

プラグマティズムでの真理は概念の実用的価値を問題にしているのです。プラグマティズムでいう真理という言葉は「社会的価値」または「有用性」「実用性」という言葉に置き代えればわかりやすいのでないかと思います。科学について言えば、真善美の真は狭義の科学そのものの価値を意味するもので、プラグマティズムの真は科学技術の実用性を対象とするものです。発見と発明の価値と考えればわかりやすいと思います。しかし、真善美の真にまで社会的有用性を当てはめる必要があると誤解され、物質文化上の価値が精神文化上の価値を不当に圧迫するようになってしまったのではないかと考えています。このプラグマティズムが「実用主義」と翻訳されて広まったため、すぐに役に立たないものは何でもあたかも価値がないもののように誤解され、近年その考えが大きく広がりました。後に述べるように我が国で一九六〇年代後半に全国的に広まった大学紛争の混乱の一因にもなったと思います。

もともとアメリカでは「真・善・美」などの価値は重視されていなかったとも言われています。そして、ドイツ観念論を批判し、アメリカ独自の哲学を築き上げたいという流れがあったようで、プラグマティズムはそのような背景があって発展したものであると言われています。また、プラグマティズムはアメリカ人の行動の論理を理論化したものであると言われているように、アメリカがヨーロッパ文化からの独立を表明したものともみられています。つまり、アメリカを今日の繁栄に導いた近代科学に対する全面的な信頼がその根源にあります。

しかし、科学技術の実用性が結果的に幸福をもたらすかどうかの観点からすると、全面的に信頼できるものでしょうか。科学技術の発展は自然を破壊し、公害問題を生み、エネルギーの枯渇、核兵器の使用にもつながりました。そこには真理の確認はあったのかもしれませんが、最終的価値、すなわち人間の幸福は必ずしも得られませんでした。一方、真善美についても、これが誤解されて世間に広まった面があります。この言葉は、もともとドイツでは、人間の理想として理性、感情、感覚のそれぞれを重視するさまざまな立場があったのですが、ヴィンデルバント（一八四八－一九一五）が普遍的価値として、真善美をひとまとめにしました。したがって、真善美の他にも立場の異なった価値もあって当然です。快価値、生命的価値、精神的価値等も示されています。しかし、ここでは価値を幸福の面から捉えようとしていますので、幸福をもたらす精神文化的因子の代表が真善美であり、物質文化的因子の代表が科学技術ということになります。

医学を例にとれば、医学と医術はどちらも医療に必要で欠かせないものですが、実用主義の考えでは、医学は医療の現場でその有用性が証明されるまで価値があるとは言えないという考え方になると思います。しかし、医学の存在がなければ医療は生まれないわけですので、医術を生むためには医学は絶対に必要なものであり、プラグマティズムに固執すれば新しい医療は生まれなくなります。医学には潜在的価値があるとでも表現せねばならなくなってしまいます。

医学の研究者にとって医学上の発見は個人的な価値を生みますが、それが発展して医術となり、医療に組み入れられてはじめて多くの人びとに対して実用的価値を生むものになると言えます。基礎医学の価値は真善美の真としての価値を認めるもので、本来個人的価値で未来志向のものです。それが医術、医療に発展した場合にはじめて社会的価値を生み、有用性・実用性が判断されることになります。

真善美の価値は精神文化的価値そのものですが、プラグマティズムで生まれる価値は物質文化的価値であり、幸福を得る手段としての価値を重視したものであると表現することもできます。精神文化を重視する国では真善美的価値を重視していますが、物質文化を重視する国では功利主義的価値を重視することになります。

幸福は人種、国、宗教、習慣、道徳、文化の発展程度などによって感じ方が異なり

第11表　幸福と価値の二つの流れ

価値	精神文化的価値 ……	個人的価値 …………	ストア派的幸福
		真善美的価値 ………	観念論的価値
	物質文化的価値 ……	社会的価値 …………	エピクロス派的幸福
		科学技術的価値 ……	実用的価値

ます。幸福については快楽主義と克己禁欲主義の二つの流れがあることを先に述べました。幸福をもたらす価値についてもその流れに沿った二つの考えがあることは当然です。つまり、ストア派的（克己禁欲的）幸福を重視する国の人びとは精神的価値を重視しますし、快楽主義的（エピクロス派的）幸福を重視する国の人びとは物質的価値を重視すると言えると思います。これらの関係を第11表に示しました。必ずしも完全には一致しない面もあるのですが、全体的に見る限り、このような系列につながりを見ることができると思います。

見方によれば、第11表の上段はドイツ観念論的、あるいは戦前の日本が重きを置いた幸福で、下段はアメリカ的、プラグマティズム的、あるいは「現代」の日本が重きを置いている幸福とみてもよいと思います。どれが正しくて、どちらかが間違っているというのではありません。民族、国、人によって、上段下段にバランスがどちらかに偏っているにすぎません。このような価値観の相違は、医学以外の領域の価値についてももちろん起こります。

第三章　精神的幸福因子としての善美について

1　〝人としての心〟と善美

今から約二四〇〇年前のプラトンの時代に古代ギリシャに「善美」（kalokagathiá）という言葉がありました。当時、この言葉は「理想的な人格、性格」を指す言葉であったようです。当時「善」は「倫理的に善いもの」を指していて、心の内にある善いと言われるものを指していましたが、広義には「価値のあるものすべて」を指していたようです。一方、「美」も当時「道徳的に優れたもの」の他、「有用とされるもの」も含んでいて両者に大きな違いはなかったようです。プラトンは善と美はイデアの世界で一体化していると考えて善美という言葉を使っていたようです。徳というのは習慣的な行動において現れている善美の性格です。すなわち科学技術がほとんど発達していなかった古代ギリシャでは、善美の「精神的な価値」が価値として最も重要なものであったと言えます。善美には「愛」や「徳」のような〝人としての心〟の他に知性や芸術、自然、音楽などの美など、精神文化的価値を示すものを含みます。科学技術の価値は富、快楽、健康、安楽などの物質文化的価値であり、それらは金銭で買える価値であるのに対し、〝人としての心〟の価値は金銭では買えない価値とも言えます。

倫理学者の佐藤俊夫氏は「全身全霊を込めた幸・徳・知の高次の調和こそ、ギリシャ倫理の円熟の境地－善美というものであった」と述べておられます。この善美の価値観はその後、時代を経て意味が少しずつ変化し、論理的価値としての「真」が加えられ、カントにより真善美として論じられるようになりました。この真善美という言葉は新カント学派のヴィンデルバント（一八四八－一九一五）、リッケルト（一八六三－一九三六）らにより完成されたと言えるもので、価値哲学の面からこれが人間の理想としての価値であるとされてきました。

　学問の追求目標とされる真善美の「真」は、真を求める人にとっては新しい知識を得たり、それを自分で発見したりすることは大変に大きな喜びであり、幸福を得たと言えますので、この場合もそこに個人的価値があると言うことができます。そして、さらにその学問の結果が社会に役立てば、そこに新たな個人的幸福と同時に社会的価値が生まれます。また「善」は倫理学の対象であり、道徳にかなった良いことです。道徳は社会的幸福を生みますが、同時に道徳的行為を行ったことに対する満足感を得ることにもなり、個人的価値が存在します。「美」は美的快の感情を引き起こす対象とされますので、個人的価値がありますが、個人によって評価に大きな差があるのが普通です。

　物質文化の発達していなかった時代の幸福が主として精神文化的なものであったことは当然で、その中心的役目を果たしたのは「愛」と「徳」であったと思われます。この両者を合わせて私は〝人としての心〟と表現しています。〝人としての心〟とは〝人ならば持っているはずの心〟、〝人間として望まれる心〟という

第12表　愛の心

愛の心	感性的愛	親子の愛、夫婦愛、兄弟愛、親族愛、恋愛、師弟愛、友愛、感謝する心、優しさ、他
	理性的愛	善意、情け、思いやり、義理人情、気遣い、社会的愛（隣人愛、人類愛、他）、他
	宗教的愛	慈悲、アガペー

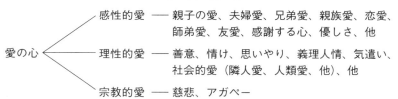

意味です。この「愛」と「徳」は善美の中心的なものであり、両者は異なるものではありますが共通点もあり、重なり合った点もみられます（第12、13表）。

2 「愛」について

〝人としての心〟の愛は、文化圏により考え方が大きく異なります。世界には神仏の愛が非常に大きな位置を占めている国々があるからです。そして愛という言葉そのものが、日本人の考える愛と他の文化圏での愛とは異なるところがあり、日本語の愛をそのまま表現できる愛は外国にみられないからです。また逆に外国語の愛に相当する言葉を、そのまま日本語で愛という言葉で表現することも本当は無理なようです。例えば西洋哲学での愛はアガペーとエロースであると言われ、アガペーが最高の愛であるとする考えが常に根底にあります。しかし、アガペーは神の愛または神に対する愛であり、西洋人ほどには神を身近に感じていない日本人にとっては、この神を介しての愛というものを正確に理解することは難しいのが普通であると思います。

人間から受ける愛を幸福と感じる日本人に、わかりやすくアガペーを簡単に説明すると、まず神に対する人の愛（caritas）が神に届けば、神からアガペーが人間にもたらされ、それを受けた人間が隣人愛として神の愛を本人に送るというものです。しかし、これらのことには種々の考え方があり、さら

第13表　徳の心

- 徳の心
  - プラトンの主徳 ―― 智恵、勇気、節制、正義
  - アリストテレスの７元徳 ―― プラトンの主徳＋知識、思慮、技術
  - 儒教の五常 ―― 仁、義、礼、智、信
- 日本人の美徳 ―― 道徳心、公正、義務感、責任感、協調性、寛容、勤勉、謙虚、努力、譲り合い、節度、法律遵守、我慢、献身、礼儀、清楚、行儀よさ、感謝、自制、他

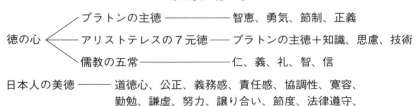

に、仏教でいう慈悲やカーマ、その他いろいろな言葉も愛を表現しながら、それぞれ異なった意味も併せ持つなど大変複雑です。それらのことは本稿の論旨とは直接関係しませんので、ここでは文化圏により解釈に違いはありますが、これらの愛はいずれも相手を大切に思う心、他者の幸福を願う心である点で一致していることを述べるにとどめます。

このように、愛に関していろいろな見方があるため、以下は日本人的な愛ということで、私の独断でまとめたものであることをご容赦いただきたいと思います。私としては日本人のかなりの人びとは以下のような感覚を持っているのでないかと思っています。

人間に幸福をもたらしてくれるものを考えるとき、日本人の頭にまず浮かぶのは、「愛」という言葉ではないかと思います。そして、その愛は母親の愛、親子の愛、恋愛などの感性的愛であろうと思います。愛は感性的愛、理性的愛、宗教的愛に分けることができますが、日本人の多くは感性的愛を最も大切な愛だと感じているのではないかと思います（第12表）。

子どもが愛を理解するようになる最初は母親の愛であり、授乳を通して理解されると私は考えています。すなわち子どもは生まれながらにして本能的欲求としてのイドを持っていて、赤ん坊は空腹を感じたり、オムツがぬれたり不満があると泣きますが、母親からの授乳を受け、オムツを替えてもらうと安心して眠りにつきます。人間としての幸福を感じる最初に違いありません。子どもはいつも自分の幸福のそばに母の存在を感じ、母を好きだと思うようになるのは当然のことでそれが感性的愛です。母親は泣き止んですやすや眠るわが子を見て、いとおしく思い、子どもに対する愛を深めます。そして、その母親の愛情は子どもに伝わり、子どもの母親に対する愛もますます深まり、常に母を求めるようになり母親を喜ばせます。この繰り返しで愛はお互いにますます深まります。やがて子どもは母親以外にも自分を大切にしてくれる身近な人の存在を感じ、愛を理解するようになります。その後に理解される愛や恋愛についてもその成立の仕方は変わりがないと思います。

日本人の多くはこの感性的母親の愛を、少なくともその愛の発生段階で自利の介在のない、高次元の神聖な愛と感じていると思います。しかし「神に対する愛」を愛の中心におく社会では、神の愛の崇高さを強調するため、男女の愛を含めて感性的愛を低次元のものとする傾向があるようです。カントに至っては真の愛は神に対する愛であり、感性的愛は病的（pathologisch）な愛とまで表現しています。それはこの愛が裏切られて憎しみに変わることがあったり、異常な行動に陥ることがあるのを指していると思います。しかし、一般の日本人は「神」を身近に感じていないので、自然発生的な感性的愛を神の愛に劣る病的な愛であると理解するのは難しいのではないかと思います。

宗教的愛は無償の愛であるとされ、日本人もその点でキリスト教のような宗教的愛を崇高な美と捉えていますが、宗教的愛や理性的愛は教育されてはじめて身につくものであり、とくに理性的愛は背景に自己満足を伴うものであり、むしろ純粋な愛とは言えないのでないかとすら感じている人が多いのではないかと思います。

3 「徳」について

善美の最大の価値である〝人としての心〟は古代ギリシャ的な美という言葉を使えば、美しい心ということになります。それには大きく分けると、〝愛の心〟と〝徳の心〟になります（第12、13表）。前者は親子の愛、優しさ、慈悲心、情け、義理、人情などのように愛の表現型式とみられるもので、後者、すなわち徳は道徳感、義務感、責任感、その他のように愛とは直接関係しないものを指していて、習慣的な行動としての美しい人柄といえます。

古代ギリシャで徳はアレテー（arete）と呼ばれていて、徳を身につけることにより善く生きることができて、幸福であるとされましたが、後に徳は「人を引き付ける力」であると言われるようになりました。第13表にプラトンの主徳、アリストテレスの七元徳、儒教の五徳、日本の美徳とされているものを表記しました。ショーペンハウエル（一七八八－一八六〇）は彼の有名な人生論の中で、「人生の幸福にとって我々の在り方すなわち人柄こそ文句なしに第一の要件であり、最も本質的に重要なものである」とまで述べています。「愛は他者の幸福を願う心」「徳は自己の人格を高めている心」と言うことができます。徳は時代の変化による価値観の変化や学者、文化圏の相違などで焦点がぼけたことが、この思想の発展を阻んだとみられる時期もありましたが、最近になってマッキンタイアーやフットらにより、とくに近年の科学技術に対する快楽主義的、科学万能主義的傾向に対する反省からか、徳の重要性が見直しされているようです。

第四章　物質的幸福因子としての〝富〟と科学技術

1　科学と科学技術から生まれる幸福の相違

先に、自然科学の一部門としての医学を例に取り上げて、その発展の現状について述べてきましたが、ほぼ同様の流れが自然科学全般についても言うことができます。すなわち、科学は科学技術を生み、人間に幸福を与えてくれる科学製品や機器を数多く生み出していますが、現代は医療を含めて科学全体が経済的・人材的に破綻する危険性があります。

科学的産物は後に述べるように（127頁）そのどれもがすべての人びとに幸福を運んでくれるものではありません。科学技術が世界の国々に格差を生み、それが戦争につながる原因にもなります。さらに科学技術の産物が戦争の道具にもなります。またそこまでいかなくても、科学技術で生まれた製品がいろいろな事故に結びついて人びとに不幸をもたらすこともあります。したがって科学技術の発展方向は間違わないように、慎重に監視されねばなりません。

一般的に科学は最終的に人間の幸福を目指していると言えますが、前に述べたように、幸福には個人的幸福と社会的幸福があり、そのために科学の発展方向も二つあります。一つは、本来の自然現象がなぜそうなるのか、なぜそうなっているのかというように分析的に研究し、そこに一定の法則性を明らかにしようとする方向の研究、すなわち狭義の科学の研究です。これはそのまま社会に貢献するようなものではありませんが、人間の知的欲望を満たすもので、研究者にとっては個人的幸福が得られます。そして研究は次々と幅広く、深く掘り下げられます。その成果が大きいときは研究者の喜びは非常に大きいものです。もう一つの方向は科学を利用し実用性を視野に研究を進め、新しい科学技術の発見に向かうものです。そこで得られた科学技術はそれを利用して人びとの幸福に直接役立てようとするものです。完成すれば当然そこに社会的幸福が得られます（第14表）。

このことからわかるように、基礎的研究をする研究者と、その応用に取り組む研究者とは別の人であることが多いのです。それは基礎的研究をする研究者は一定の成果が得られても、

第14表　科学と科学技術から生まれる幸福

科学 ── 真善美的価値 ── 知的満足 ── 個人的幸福 ── 精神的幸福
　＼── 科学技術 ── 実用的価値 ── 物質的満足 ── 社会的幸福 ── 物質的幸福

当初に興味を持った方向で研究をさらに深めようとするためです。基礎的研究はもともと何か特定の利用を目的で行うものではありません。したがって、成果はそれだけではすぐに利用されるものではありません。実用面での応用は違った視点で社会的幸福を目標にする研究者が一つの基礎的研究成果だけでなく、多くの基礎的研究の中からいくつか必要なものを組み合わせ、それを基に新しい技術を作り上げることが多いのです。

それなら科学技術の恩恵を期待する人びとは、自分たちに幸福を直接に与えてくれる科学技術の発展だけを望み、科学そのものの発展を望まなくてよいのかというとそうではありません。科学技術は科学の研究成果があってこそ生まれるもので、それも無数にある基礎的研究の中からほんの一部を選んで取り出し、それらをつなぎ合わせて一つの技術を作り出すものだからです。すなわち基礎的科学の成果が数多く存在しないと新しい技術が生まれません。これは広い意味での医学が「医学」と「医術・医療」に研究方向が分かれ、さらにそれらが数多くの方向に発展するのと全く同じです。

基礎的研究は研究者個人の知的要求の満足という個人の幸福につながり、科学技術の研究は社会的幸福につながる面が多いと言えますが、時には両方向の研究を一人の研究者が行っている場合もあります。しかし多くの場合、研究者はそのどちらかに傾いています。基礎的研究をする人は研究の対象が深くなればなるほど研究の深みが広がり、とどまる所がありません。一方、技術研究をする研究者はすでに発表されている無数の研究成果から、目的にあった利用可能な研究成果を見つけだし、そこから新しい技術の研究を始めることになります。そのため、これには深さより幅広い知識が必要になります。

戦後の日本は欧米で生まれた科学の基礎的研究成果を基にして新しい科学技術を考え出し、それを利用して経済的にも大発展を遂げました。しかし、日本独自の基礎的研究をあまりしてこなかったため、その成果は猿真似であるとか、日本人は他国の成果を横取りしたとか、エコノミックアニマルであるとか揶揄されました。日本人は基礎的研究を他人任せで、その成果を実用段階まで発展させるのが上手で、それで経済発展を遂げたので好ましくないというわけです。ノーベル賞はこのような意味で基礎的研究が重視されています。そのため日本でもその頃から基礎的研究の必要性が叫ばれました。世界的に知的財産権が幅広く大きく問題にされはじめ、オリジナリティーという言葉が流行り出したのもこの頃からです。そしてその結果、日本もかなりの点で基礎的研究が増え、他の国をリードする基礎的研究も生まれるようになりました。

日本政府は一九九五年、科学技術基本法を立ち上げ、科学技術創造立国を目指すことになりました。ここでいう創造立国は他国の研究成果を利用するのでなく、新しい技術をつくり出すために独自の基礎的研究を発展させるという目標を示したものと言えます。

2　科学の進歩に見る夢

科学の進歩として最近話題になっているものに宇宙開発があります。宇宙開発は多くの科学技術者の夢をはらみ、大変に興味深いものであることは事実です。日本人の国際宇宙ステーションでの活躍もよく知られています。日本が宇宙に基地を持つことは日本の力を世界に示すものでしょう。

しかし、米露の宇宙開発競争が終わり、火星探査のように膨大な費用を要する研究をこれ以上続けるのは無駄だと考える人もあると思います。米ソの宇宙開発競争は一九五七年、ソ連のスプートニク一号の打ち上げ成功に始まりました。アメリカは一九五八年に、エクスプローラー一号の打ち上げに成功し、一九六九年七月には、アポロ一二号でアームストロング船長らが月の土を踏みました。この月探査を目標にしたアポロ計画では国家予算の五％近くを要したとも言われています。そして二〇〇四年、ＮＡＳＡは火星への着陸に成功し、探査の結果、過去に水が存在したと思われることを報告しています。

最近では、〝はやぶさ〟という名の日本の宇宙ロケットが〝イトカワ〟という小惑星に到着し、ごくわずかではあるのですが粉塵を持ち帰りました。また他のロケットは金星に近づき、もう少しで金星の裏が見えたと騒いでいます。これは大変な成果だとは思いますが、アメリカが持ち帰った大きな月の石でさえ、それで何が明らかになったのかははっきりしません。宇宙で得られた新しい資源やデータが、本当に人類にメリットをもたらし得るものなのだろうかと疑問を持つ人も多いはずです。一方で、宇宙開発は月から宇宙ステーションへ、宇宙ステーションら火星へ、さらに火星からその他の天体へと夢は広がり、限度はありません。夢は無限なのです。これは生命科学が生命倫理に踏み込んだ医学の発展とどこか似ています。いつか人間による制御が利かなくなる事態になるのではないかと不安になります。私は、遠い宇宙より地震、津波、火山噴火、海底探査、気象研究など身近な地球の研究の方が実用性の面では直接役立つことが多いのではないかと思っています。

私はここでこのような遠い宇宙の研究成果を幸福とは無関係なものだと言おうとしているように聞こえるかもしれませんが、決してこれらを幸福の観点から否定しようとしているのではありません。第14表でみられるように科学者たちの夢は真善美の価値を通して個人的幸福が得られたと同時に、国威発揚にもつながり、人びとに喜びを与えたことは否定できません。しかし、どの程度社会的幸福につながったかは現在評価できません。

二〇一〇年九月一三日NHKの放送での立花隆氏の話では、宇宙の八割はこれまで不明のダークマターと呼ばれる物体で構成されているとのことです。そんな馬鹿なと思いたくもなりますが、話を聞けば事実のようです。大変に高額な特殊な装置を使ってはじめてその存在がわかるといいます。その技術は日本だけが特別に持っている技術であり、今世界中で騒いでいるとのことです。それはすごい、ぜひその研究を続けて世界を寄せ付けないところまでがんばってほしいと思うのは私だけではないでしょう。しかし、この研究がどのように役に立つのかとなると全くわかりません。それに答えがあるとしても可能性のみであろうと思います。この技術を今の若い人たちはどのように評価するのでしょうか。

第五章　不合理な権利の主張で失われる美徳

1　権利が幸福を運ぶ条件

通常、権利とは人間の欲望を法的に正当化するものです。欲望を満たすことを幸福と考えれば、権利は幸福を運ぶものと言えるかもしれません。しかし他者との間の相互の権利の主張は争いを生み、必ずしも幸福を得られません。

世界人権宣言では人権を承認することが平和の基礎であると述べられています。しかし、権利という言葉はそれを聞いただけで争いが起こりそうな気がします。なぜなら権利を主張するということは現状に何らかの不満があり、現状の変更を求めていることになります。その相手は権利を主張されるわけで、譲歩を求められているわけです。同意しなければ争いの種になるのは当然です。ホッブズ（一五八八－一六七九）が述べているように、人間は自然権を主張する自然状態においては戦争状態にあると言えます。すぐ同意が得られるなら、最初から権利の主張をする必要がありません。国際紛争の発生を防ぐには世界人権宣言の存在だけでは不十分で、あらかじめ条約やその他の法律で定めておくことと、見識と権力を持つ調停者の存在が必要です。現実に紛争が起これば、強力な力を持ったものが存在して初めて調停が成立するものです。これまでアメリカがしばしば調停役を引き受けてきましたが、現状では当事者双方の権利の主張が強くなり、調停がうまくまとまらないことが多くなりました。最終的な武力による調停はかえって火に油を注ぐことにもなります。そのため、現状はアメリカもその役目から手を引きたいのでないかと感じられる状況です。国内問題の場合はその調停は国家の役目であり、法律であるということになります。しかし、現状ではそれらは双方が訴訟に持ち込むことが多く、権利が幸福を運んでくれるという十分な機能を発揮できる状態にあるとは言えません。

権利、自由、平等が人間にとって不可欠であるとする考えは、現在世界中に広く受け入れられているように思われます。このような考えはアメリカの独立宣言（一七七六年）の中で述べられ、その後のアメリカの発展に大きな力を与えました。また第2次世界大戦後に打ち砕かれた日本を這い上がらせることにも大きな力を与えたことも事実です。しかし、権利、自由、平等などの考えが国家の発展に大きな力になったのにはそれなりの時代背景がありました。

アメリカ合衆国は一六二〇年にスチュアート朝の絶対王政化の抑圧から自由を求めてイギリスから逃れて来た人たちによって始まった国です。その後、一八世紀の中頃までには多くの人が集まって植民地を形成していました。しかし、イギリス本国は植民地の自由な貿易を抑制し、課税を強化するなど本国の利益を図り、植民地の人びとが不満を募らせました。そして起こったボストンの茶会事件ではイギリスが軍隊で制圧を図りましたが、その後も本国軍と植民地軍の間の衝突があちこちで見られていました。そのようななかで一七七六年大陸会議が開かれ、一七七六年七月独立宣言が採択されました。この独立宣言はジョン・ロックの政治理論の影響を受けてトマス・ジェファーソン（一七四三－一八二六）が起草したものです。

そこには「すべての人間は平等に造られ、造物主によって、奪うことの出来ない一定の権利が与えられており、その中には生命、自由、及び幸福の追求が含まれることを、自明の真理であると信じる。」という有名な文言が見られます。これに続いて、政府の権力は被支配者の同意に基づかねばならず、それが満たされない場合には新しい政府を設けることが人民の権利であるとも述べられています。すなわち、独立宣言で述べられた権利という言葉は支配者に対する国民の権利、自由、平等であったのです。そして広くこれらの言葉が国と国、人と人の間の問題にも広く用いられるようになったと言えます。この言葉が日本の場合、次に述べるように物質文明の発展に大きく役に立ったのが実態です。

日本人が受け止めた「権利、自由、平等」の必要性は、第2次世界大戦で焦土と化した我が国がどん底の状態から経済的に再び立ち上がろうとしている時期に受け止めた考えです。当時の日本人は儒教の流れを汲み、戦時中に培われたストア派的克己禁欲主義の流れのなかにあって、自己主張することは少なく、窮乏に耐えた生活を過ごしていました。それは日本に進駐してきたアメリカ人たちに不思議にさえ感じられるほどのものでした。その時期に自由、平等、権利の主張を学んだ日本人は国の権力に対する抵抗権というより、人間同士の間に存在した権利の感覚が経済発展の大きな原動力になったように思われます。これは「欲望と権利の階段現象」の項で述べているような力で、日本の物質文化や経済発展には大きく役立ったと考えます。

しかし、大切なことはこのようなことが起こり得るのは、それまで大きな権力で権利、自由、平等などが大きく奪われている状態から脱出する場合に起こるもので、一定の状態に達すれば役に立ちません。むしろ、権利のぶつかりが争いの原因になり、アメリカの場合もイギリスの圧力を脱した後は経済発展と同時に各種の権利が争われ訴訟大国と言われるに至りました。また日本でも国民の自由、平等、権利の主張が国政に反映され国力を回復しましたが、同時に国全体で訴訟問題を多発するようになりました。克己禁欲主義での互譲道徳に慣れていた日本人には、この訴訟問題は一方的な主張をする相手に大きな苦痛を感じるものがありました。とくに、日常生活で法を十分守って生活しているとは思えない不法者が権利、権利と大声に騒ぐのに対して、穏健な人びとは戦うことを躊躇し、苦痛を強いられることが多くありました。ここまで来ると権利をそろそろ見直さねば心の荒廃につながる時代に入ると思います。革命当時のフランスも、イギリスの圧政に苦しめられたアメリカも、敗戦から立ち上がろうとした日本も、苦しい中から立ち上がろうとする民衆の強大なエネルギーが存在して、そこに急速な変化が生まれたわけです。そこでは権利という言葉が非常に大きな力を与えてくれました。

権利は弱者に幸福を運ぶ手段です。しかし、権力者が権利を持つと争いが起こることに気付かねばなりません。権利の主張により大きな権力から脱した後は、それ以上に権利の主張を続けることは美徳を失い、かえって幸福は遠のくものです。権利で味を占めた民衆は訴訟社会に変化していきます。

2　権利には義務が伴う

以下、ここで述べることは、私は法律の専門家でありませんので日本国憲法に対する希望とお考えください。憲法第一二条、一三条に示されているように、人権、自由、幸福追求などの権利の主張は公共の福祉に反してはならないとされています。戦後、あまりにも広く人権という言葉が用いられ、日本人の多くは人権、基本的人権、権利などの言葉を全く同じように用いるようになり、そのためしばしば混乱がみられます（芦部）。人権は本来憲法上の言葉であり、憲法は国家存立の基本的条件を定めた基本法であり、国家の組織、国家と他の国との関係、国家と国民との関係を対象としていて、個人と個人あるいは民間に発生する権利の問題は私法として民法がこれを規定していることに注意せねばなりません。憲法の心は私法にも適応されるのが望ましいとされますが、しばしば民間の問題が人権侵害とされているのは言い過ぎのことがあるように感じます。したがって、単に権利という場合は民法上の権利であり、人権と言えるかどうかは疑わしい場合がしばしばあると思います。

現在の若い人には人権が無条件で人間に幸福を運んでくると考えている人が多いように思います。人権と基本的人権とは言葉は異なりますが、一般にほとんど同じものと考えてよいとされています。しかし、近年新しい人権とされている自己決定権やプライバシー権などは倫理的人格ができ上がった人に限定して与えられるべきものだと思います。これは生まれながらの人権とする必要はないので、これらの人権は基本的人権から外して後天的人格権（33頁）と考えて処理することができないものかと感じます。

人権に必要な「公共の福祉に反しない限り」という言葉は無法者には理解されているとは思えません。後述するフランス憲法にみられるように、人権に対する義務の説明が我が国の憲法にもあればわかりやすくなるのでないかと感じます。

以上のような点について、第二部でも述べましたが、私はおおよそ次のように考えれば理解しやすいと思っています。まず第一に、人権を人間の生命の始まりからすべての人間に平等に存在する自然権としての基本的人権と人格の形成に伴って成立する（後天的）人格権に分けるのが合理的と考えます。第二に、胎芽・胎児（民法が適応されるより以前）には近親者が保証する生命権があると考えます。第三に人格権は創造主による一方的な慈悲により与えられるものではなく give and take の原理にしたがって与えられ、権利には道徳的義務が伴うと考えるのが多神教の国々を含めて理解が得られると考えます。神から人権が与えられるとする国では、神に対する信仰と引き換えに権利が与えられると理解されていると考えます。これらの考えは生きる権利の項（57頁）で先に詳しく述べました。この考えは生きる権利以外の権利についてもあてはめることが出来ると思います。

終戦後、時を経て自由と平等も日本ではその意味が広義に解釈されるようになりました。常識的には、自由と言っても何をしても自由という訳にはいかないことは誰でも当然のことと感じると思います。しかし最近の若い人と話をしていて、自由は道徳または節度の枠の中での自由だと話をしたところ、そんな枠があれば自由ではないと言われてびっくりしました。確かに我が国の憲法では人権の享有は妨げられないとあり、自由は人権の大切な部分の一つです。憲法の一二条に〝公共の福祉に反しない限り〟人権が尊重されるとありますが、この公共の福祉の意味があまり理解されていないためか、文面で注意を引かないためか不明ですが、一般には完全に見過ごされているように感じます。

人間の尊厳の説明に最近よく自律ということが重視されています。そのことからすると、人間の権利や自由は自分で決めればよいことになりますが、他の人が同じことをして自分が受け入れられる範囲のものであり、自分が決めたことは自分で責任が取れる範囲ということになります。これらは義務としての説明が必要と感じます。

一七九五年に採択されているフランスの憲法ではその前段に、人および市民の権利と義務の宣言がなされています。その中で義務について第一条から九条までであり、概略を述べますと、人および市民のすべては「他者から自分がされて嫌なことを他者にしてはならない。またあなたが望むことを他者に対して行え」などというわゆる黄金律が述べられています。そしてその後「よき息子、よき父、よき兄弟、よき夫でなければならない。法律を守り、祖国の維持のために寄与せねばならない」などと述べられています（辻村）。これはまさに一八九〇年我が国で発布された教育勅語の内容にほぼ一致するものです。我が国の教育勅語は道徳教育に役立っていたのですが、これが天皇の名で示されたことが理由で、軍国主義の教育に利用されてはいけないと一九四八年に失効が確認されています。しかし、道徳教育の不在で現今の世相の乱れがひどくなりました。このことを考えると、これに変わるものが現在の我が国には必要であると感じます。権利以前に道徳教育が必要なことは当然です。外国では宗教が道徳を教えていますが、日本では道徳を教えている一定の宗教も存在しません。

3　相手を引きずり下ろす平等と自己主張

同様の考え違いは平等についても起こっています。快楽主義の路線に踏み込んだ人びとは、努力や勤労の尊さを忘れ、平等とは他人を引きずり下ろし、自分のレベルにまで下げることが平等だと考えているようにさえ思われます。小学校の運動会の徒競争で、子どもたちがゴール直前で先生から走るのを止められ、横一列に並ばせられて、全員が一度にゴールさせている学校があると聞きました。さすがに今頃、そのような学校はないと思いますが、これで平等を教えようとしたのでしょうか。さらに、走ることの遅い子どもには特別にコースに近道をつくって走らせていたとも聞きます。このような結果の平等は抜け道を教えているようなものだと感じます。これが人間の努力の価値観を失わせ、努力をしなくても得られる結果の平等について当然という考えを植え付け、さらにそれを権利と考えるようになり争いの原因をつくっています。このように異常な平等を正しい平等と思い違いしている先生に教えられて、生徒がまともな平等を考える人間に育つはずがありません。

これと少し性格の似たものに、最近のテレビ番組でディベート番組というのがあります。討論して言い勝った方が勝ちとするものです。この場合、事の正否は問題ではありません。当然こちらが正しいと思う方が負けると不快感のみ残ります。実は同様のことが政治家の論戦にもあり、選挙戦ではとくに激しくなります。ある党の代表者は自分の意見のみ大声で述べたて、反対の党に発言させないように自分の主張を立て続けにまくし立てます。これは相手の党の主張を駄目だと言うばかりで、自党の政策がいかに良いかを述べるのではないことがほとんどです。聞いていて全く聞き苦しいもので、自党の政策は人に聞かせるほどのものでないと述べているようなものであり、そのことをさらけ出している感じです。相手を引きずり下ろすのでなく、相手より以上のものを持っていることを示すべきだと感じます。相手を引きずり下ろすだけの発言は品位のないもので、むしろ自分の非を認めているようであわれにさえ聞こえ、徳を失います。国際政治の場ではとくに注意が必要と思います。

平等であることは幸福であるとする考えがあるのも事実で、法の下の平等とされています。しかし個人には得手不得手があります。細かいあらゆる点での平等は無理であり優劣を含めて全体として平等であることを考えることが必要です。元来、幸福は他人との比較や以前の自分との比較のうえで感じられる面があり、幸福と個人の平等は両立し難いものであることも見逃すことが出来ないと思います。

日本はアメリカの発展の原動力となった権利、自由、平等という原理を、錦の御旗としてアメリカから受け継いで今日の繁栄を迎えました。権利、自由、平等などの考えは、アメリカの独立戦争の時期や日本の敗戦の時期などには、人びとを進むべき方向に導き、活気づけるものとしてぴったりしていました。そして、低迷した人間社会から人びとを救い上げるには非常に良い旗印であったと思います。そこに見られた「欲望と権利の階段現象」は人びとの努力を加速し、人間社会を急速に成長させました。しかし、それがどんどん進むと必ず頭打ちの状況になり、それより先に進もうとするとハードルがどんどん高くなり、心の歪みが急速に大きくなります。それは古代ギリシャで、快楽主義は長続きし得ないという快楽主義の逆説として知られる状態であり、現状は克己禁欲状態の方向に直ちに移らねばならない状態にあると言えます。これ以上快楽主義を進め、権利のみ主張することは世界に心の歪みをつくり、戦争を生み出す原因になるに違いありません。日本は第2次世界大戦以前には敗戦の経験がなく、戦勝国の倫理観を持ったまま大東亜共栄圏構想のもとに戦争を引き起こしました。しかし、その後に大敗北を迎え、現在の日本やドイツは戦争を二度と起こさないという決意が固いと思います。一方で、戦勝国は戦勝国の倫理観でどんどん進んでいるように見えます。ますます戦争がとめどなく広がるのでないかと気になります。人びとが平和を望むなら新しい精神文化の発展に目を向けなければならないと思います。そして今こそ正しい方向に考え直す時期に到達したのではないかと考えます。

科学が進歩し新しい技術が発見されると、それが広まった地域とその他の地域との間に格差を生じるのは当然です。すばらしい技術が生まれればそれだけ大きな格差が生まれます。格差が問題にならない技術はそれほど高い価値があるとは言えないものでしょう。格差は幸福の差ということも出来ます。人びとは幸福を求めて科学技術の発展に期待を寄せているように見えますが、それは格差を生じます。先進国の科学技術の発展による人びとの幸福は利益を得ていない人びととの間の格差の解消と本来相容れないものと言ってもよいものです。科学技術の発展は利益を得ていない人の心に歪みを与え、幸福のルートに歪みを与えて幸福を破壊します。格差を生んだ幸福はそれを他者に与えてこそ、そこに徳が生まれ真の幸福が生まれます。他者に与えることのない幸福は徳を失い、人の恨みをかい、善美ルートの幸福を失います。

4　権利は常に幸福をもたらすか

尊厳は人間の最高の価値あるものとして考え出されたものであることを先に述べました。他方、価値とは人間に幸福を運んでくれる因子であるとも述べました。すなわち、尊厳は人間に幸福を運んでくれるものであるということになります。事実、尊厳といわれるものは精神文化的歴史因子として人間に幸福を運びますが、人間を不幸にする要素は含まれていません。それなら、近代に尊厳に代わってしばしば用いられる言葉になった権利も幸福を運んでくれるものであると言ってもよいでしょうか。科学技術は機械やエネルギー、医療などを我々に与え、身体的な幸福をもたらします。しかしそれは物質文化的幸福であり、時に大災害を引き起こしたり、戦争の引き金になったり人びとを不幸に陥れることがしばしばあります。そして、権利は他者と争って生まれるものであり、そのもの自体が幸福なのではありません。権利は他の人の不満や不幸と引き換えに欲望を手に入れる手段という面があり、幸福を運ぶとは限りません。それに対して尊厳は精神的幸福の源泉であり、幸福そのものを運びます。したがって、尊厳と権利を同等の幸福因子とみるわけにはいきません。

人間に人権がある理由は尊厳の存在が根拠であるとされていますが、幸福の流れからみると人権は多くの場合、幸福の本流から分かれて尊厳の対側にあるものです。すなわち、尊厳は人格・善美側にありますが、権利は科学技術側にあります。しかし、幸福の源流は一つです。権利に重点を置くと人格は失われ、善美に重点を置くと権利は失われます。権利を争う場合、権利の主張はしばしば相手の幸福を壊すことで自分が幸福を得るものです。双方の〝人としての心〟は権利の主張で傷つき失われます。そのような権利の主張はできるだけ避けたいのですが、人それぞれに同じ倫理観を持っているわけではありません。最近、知的所有権が大きな問題になっているようですが、後進国と呼ばれる国からみると、これは先進国の主張に過ぎないとみる向きもあります。執拗な権利の主張は人格を低下させ徳を失う原因にもなります。先進国はできる限り知的所有権などの権利を後進国に与える余裕がほしいものです。

多発する権利争いの状態を脱するためには、際限のない紛争の調停より他の方法を考える必要があると言えます。それは第2次世界大戦後には「言わねば損」という権利の主張があまりに大きくなりすぎたと思います。それを規制するのは克己禁欲主義的な道徳観が世界に広まることであると思います。そして、権利から尊厳の倫理観に少しでも戻ることが必要です。善美、美徳、人格などの概念を世界に広げることが大切であると思います。これには長い時間が必要ですが、いずれにせよ科学技術偏重の快楽主義からの脱皮が必要です。人びとは現代の高度に発展した科学技術に安全、安心、平和以上に何を本当に求めているのでしょうか。

第四部　科学技術で得られる幸福の限界

第一章　科学技術の進歩で本当の幸福は得られるのか

1　進歩した産科医療で人びとが喜びを失ったのはなぜか

一九五五年ごろから二〇〇〇年ごろにかけて、妊産婦死亡率、乳児・周産期死亡率が劇的に減少しました。分娩周辺期の胎児・新生児の死亡率は一九五二年では四・六％近くで、一〇〇人に五人近くが死亡したことになります。それが一九九五年にはその一〇分の一、すなわち一〇〇人に〇・五人になり、現在はさらに死亡は少なくなり一〇〇人に〇・三人程度にまで少なくなりました。まさにすばらしい進歩を遂げたといえます（第15表）。

これには妊婦の定期的検査、栄養管理の進歩、帝王切開の増加、超音波診断、分娩監視装置、その他各種診断技術、周産期関連薬物の発展等が大きな役割を果たしたといえます。しかしその複雑な診療技術に応じて、多数の産婦人科医の配置が日常診療に必要となりました。そして、これまでの医師の数では労働過剰となり、悪循環を生み、極端な産婦人科医の減少をきたしました（第16表）。

他方、不思議に思われるかもしれませんが、新生児が生まれたときの喜びは死亡率の高かった昔の方が、産婦もその家族も分娩に際しての喜びは大きかったように感じます。人びとは生まれる子どもが男の子か女の子か生まれるまでわからず、生まれる瞬間までそのことを気にかけ、安全に生まれるのだろうか、子どもに異常はないだろうかと、妊娠を知ったときから生まれるまでの長い間の心配があり、元気な子どもが生まれて、ようやくそれらの心配から一度に解放された時の喜びは大変に大きなものでした。本人はもちろん、親戚、友人に至るまで喜びは広がりました。一方、医療者側も現在のような発達した医療機器があるわけではなく、分娩が始まると手さぐりで刻々変化する母と子の状態を診断し、その変化に対応することはまさに緊張の連続そのものでした。とくに異常分娩ともなれば、その緊張も極度に達しました。だからこそ子どもが元気に生まれ、緊張がほぐれたときの喜びは本当に大きいものでした。時には喜びのあまり隠れて涙をふくことも何度かありました。そして、多くの人びとに喜びを与えることの出来る自分の仕事に対して、大きな生き甲斐を感じていました。

それに比べると、現在は医療技術の進歩で妊娠の経過は非常に詳細に親子の異常の有無が診断で

第15表　周産期死亡率（国際比較）出生1000対

国名	1952	1955	1970	1980	1990	2000	2011
日本	45.6	43.9	21.7	11.7	5.7	3.8	3.4
アメリカ	32.0	30.4	27.8	14.2	9.3	7.1	6.8
ドイツ	48.8	44.1	26.7	11.6	6.0	6.2	5.5

（厚生労働省　統計）

第16表　医学の進歩と医師不足

医学の進歩		医療保険制度
↓		↓
医療の高度化		医療に対する価値観の変化
↓		↓
診療科の分科・専門化	←	医療訴訟
↓		↓
医師不足	→	特定診療科の高度医師不足

きるようになり、その結果が本人にも知らされていて、患者も家族もお産に対する不安はほとんどなく安全が当然のこととなっています。分娩の喜びも、周囲への感謝の気持ちも非常にドライな感覚の中で分娩が終了します。その結果、今日では昔に比べると分娩をする人も、その家族も、分娩の喜びをあまり感じていないように思います。むしろ、あまりにも安全が当然になりすぎて、万が一異常が起こった場合の悲しみは大きく、なぜ私だけがこのようなことになるのかと、すべてを医師の責任と思い込み、その怒りは医師に向かうようになりました。そのことは当然のことのようにも思えますが、産科医療の発展に尽くし、安全な分娩技術が生まれた結果がこれかと無情を感じざるを得ません。

現在の産科医療が今日のように安全になったことは、医学・医術・医療の進歩とともにそれを実施する産科医の過剰労働を生みました。以前は医師が一人でも診療していましたが、今日的産科医療をするには複数の医師がいつでも集まれる状態でないと十分な医療が出来なくなっています。その上、お産が大きな喜びを生むものではなくなり、どうかすると訴訟問題になることも多いとなると、そのような喜びのなくなった産科医療に産婦人科医はやりがいを失い、その数が減少したのは仕方のないことでした。医療の進歩が結果的に訴訟を増やす大きな原因となりました。最近は異常分娩が早期に決断がされ、そのことの善し悪しにはいろいろな見方があると思いますが、帝王切開が非常に増えています。

そのような流れの中で、今から十数年前に産科医があまりにも減少し、産科医療に大変大きな混乱が起こったことはよく知られています。現在は少し実情が理解されてきたのと、分娩数が減っているからか、騒ぎが少し平穏になっていますが、現在も産科医不足は補えていません。医師は患者に安心とともに大きな喜びを与えようとして医療の進歩を生みましたが、それが必要以上に大きく伝えられ、患者もそれに過剰な期待を持ち、大き過ぎる安心を得ていました。そして、その期待が十分には報われなかったときは、医師に対して大きな不信感を生むことになり、パターナリズム的医療が破綻したとも言えます。事実を事実として伝える医療が大切であると言われるようになりました。

2　慣れから生まれる権利と欲望の階段現象

人間は心理学的に同一の刺激を反復して与えられた場合、その刺激に対する反応がしだいに減少したり消失したりします。これが慣れと呼ばれる現象です。私は一〇年くらい前にテレビを三二型のものに買い換えました。以前に使用していたのはもっと小さなものでしたが、それでも不自由を感じたことがなかったので、ずいぶん大きなテレビを買ってしまった、これでは小さい部屋に不似合いではないかと心配さえしました。しかし、最近はそれほど大きくは感じないし、町に出てもっと大きなテレビが置いてあるのを見ると、もう少し大きくてもよかったかなとさえ思うようになりました。

最近の子どもたちは昔に比べて大変に甘やかされて育っていることが多いと思います。しかし、その生活に子どもたちの喜びはなくなり、他人が自分の要求に応じてくれるのは当然のことと思うようになりました。そして、子どもはそれを自分の権利のように感じて、自分の要求が満たされない場合には大きな不満を抱くようになりました。

戦後の日本は科学技術の発展とともに大きな経済発展を遂げました。そして、道路、交通機関などが整備され、科学技術の発展とともに自動車、コンピューター、テレビ、空調設備その他の家電製品等が普及し、人びとの生活レベルは世界のトップレベルにまでなりました。そして、そこに人びとの満足と幸福感が得られました。ところがその生活に慣れてくると、幸福感は忘れ去られ、それを人びとは当然の権利と思うようになり、それが少しでも満たされないときは大きな不満を呼ぶようになってしまいました。これらの状態が改善されて不満が解消されると、人びとはその状態に一時期は喜びますが、それに慣れてくると、しだいにその状態を当然と考えるようになります。そして、やがてその状態にあるのは自分の当然の権利であると考えるようになります。何か不具合が起これば再び大きな不満が起こり、当然の権利として追及し、しばしば訴訟にまで発展します。しかし科学についてみると、科学技術に一〇〇％を求めるのは不可能です。そして、進歩すればするほど次のステップへのハードルは高いものになります。私はこれを「慣れから生まれる権利と欲望の階段現象」と呼んでいます。慣れから生まれ、膨らみ続ける権利は、医療や老人福祉問題の場合にはとくに大きな問題になりやすいと思います。福祉の場合は弱者を対象として多くの人びとの幸福を求めているものだけに、事業規模や範囲の拡大は反対し難いところがあります。

平成二一年五月三日あるテレビ番組で、憲法第二五条「最低生活の保障、国の社会保障義務」が論じられていました。憲法第二五条には「すべての国民は、健康で文化的な最低限度の生活を営む権利を有する」とあります。テレビ局員が町に出て、二〇歳前後と思われる女の子に意見を求めていました。彼女らは最低限度の生活について尋ねられ、それはテレビがあり携帯電話を持っている程度だと答えていました。また、男性の一人は、現代では小型乗用車を持っているぐらいは最低限度必要だろうと考えを述べていました。さらに他の女性は、文化的な最低限度の生活とは、月に一度くらいは文化的、芸術的な催しに出かけることであろうと述べていました。私はこれを聞いてはっと気が付きました。私自身が現代の感覚からは完全にずれていると気が付いたのです。これらの人は目標を述べたに過ぎないのかもしれませんが、私には全く予想も出来なかった答えでした。現在、私自身はこの人たちの言う最低限度の生活さえ十分には出来ていないからです。

しかし、なぜそのような判断の差が現代人と私との間に生まれるのかについて考えてみると、これはその人のこれまでの生活の経験の相違によるものであると考えられます。人間として最低の生活を考える場合、自分の経験した最低の生活をまず頭に浮かべるからではないでしょうか。現代の若者たちの中には家に冷蔵庫がなくなって自殺した人があるとのことです。テレビを持つことが出来なければ生きているのが嫌になり、死にたくなるという人があるのも不思議ではないのかもしれません。一方で現在でも、苦しい生活をしている人の中には、テレビも冷蔵庫も持たない人が大勢いるはずだと思います。テレビでインタビューを受けていた若い人たちが生まれてこの方、冷蔵庫もテレビもない生活をしたことがないので、そのような電化製品のない生活は人間の生活と考えられないのかもしれません。そうだとすると現代の人間は、子どものときからいつも多くの電化製品に囲まれ生活してきたために不幸であるとしか言いようがありません。文明の利器が増えれば増えるほど、人間は不幸になるような気がします。

こうなると、日本国憲法の第二五条は先の文面のままで将来もよいのか、また国が保証できるのかどうか心配です。国民の最低限度の生活に対する意識レベルは高くなる一方で、国民の権利意識は先に述べた慣れによる階段現象でどんどん高くなります。そのため、この条文はもはやこのままでは成り立たなくなり、不満を煽る原因になると言ってもよいように思います。プログラム規定であることをはっきりしておくのがよいように思います（注）。

社会福祉の充実は望ましいのですが、それが常に幸福を生むのかといえばそうではなく、一面では地域格差を生じ不満を生む原因にもなります。幸福に慣れた人たちは慣れによって幸福感をなくし、権利と欲望の階段現象を生みます。このような図式はあらゆる生活環境で見られています。これらの不満はいずれも「人としての心」の喪失ないし未熟に由来しているところが多いと言えます。

このように福祉事業は膨れ上がりやすく、歯止めが利きにくいことは、すでに我が国の国民健康保険制度で十分に経験しています。そして、階段現象でこの制度が破綻しかけています。非常に高額な医療が次々に開発されて、当初「それは健康保険では出来ません」と言っていても、権利の主張でやがてそれが言えなくなり、あまりに高額なものはどこかで誰かが思い切って言わない限り、経済的に健康保険制度全体が続けられなくなります。最近もある種の病気に非常によく効く薬が開発されたとのことですが、あまりにも高額で治療を受けられない人が多くいて悩んでいるとのことでした。薬が出来てしまった以上、健康保険では出来ませんので苦しんでくださいとは言えるものではありません。一体その薬を考え出したのが良いことだったのかどうかさえ疑いたくもなります。

無理をしていったんそれを健康保険で取り扱うと、それは当然の権利となり、その後に出来る新しい高額医療も当然の権利とならざるを得なくなります。膨れ上がる一方で止めようがありません。このように増大する権利は社会的幸福には付きものであり、どこかで無慈悲でも止めなければ社会全体を壊すことになります。それをどうコントロールするかは政治の重要な課題であると思います。

最近、介護用ロボットが開発されています。どんどん新しい機能が加えられ便利になります。これはやがて当然の権利となり、さらに上を望むことになるでしょう。介護費用はどんどん上がらざるを得ません。老人は肩身が狭くなります。未来は一人が一台のロボットを持つのが当然になるのでしょうか。どこかで歯止めをかけねばならないのは当然のように思います。しかし研究者たちはもっと良い多機能のロボットを作ろうと懸命です。

子どもが心臓移植のため、多くの人びとから募金を集め外国に行き、その結果が芳しくなかった話がよく聞かれます。それを聞くと本当に気の毒な気がします。それほど高額な医療が世の中にあることをその人たちに伝えることが本当の医療のあり方なのかと、疑問を感じることさえあります。医療の目的は人を幸福にすることです。しかし、知らせないで済むことは知らせない方がよいというのは、パターナリズム的であると反対されるのが現状です。新しい考えが常に正しいと言えるかどうかは、よく考えてみる必要があると思います。

㊟　ドイツのワイマール憲法では、国が政策目標として設定し、その実現に努力する義務を定めたものはプログラム規定とされ

ていて、わが国でも生存権について同様の解釈がされてきました。ただ、憲法第二五条では権利を有することが明文化されていますので、憲法の法的効力を否定することになると考えられ、純粋な意味でのこの考え方は現在採用されておらず、法的性格については種々の説があります（渋谷）。しかし、今日のように科学技術が高度に発展し、経済的に生活レベルがあまりにも高度になった社会では、そこで求められる生活をそのまま最低生活とするには無理があります。したがって、プログラム規定の考えを何らかの形で示しておくのが良いと感じます。

第二章　科学技術で得られる幸福と危険性

1　科学技術がはらむ危険性

科学技術が今日の人びとの幸福のために欠かすことの出来ないものであることは今さら言うまでもないことです。しかし、核の平和利用の代表のように言われてきた我が国の原子力発電所が二〇一一年三月一一日、地震に津波の被害が重なったとはいえ、まさに未曾有の事故を生みました。そのため安全性と経済性を追求してきたはずの科学技術について、全面的な見直しが必要であると感じました。自動車、列車、航空機、船舶など交通関連の事故や各種爆発事故、薬害問題、医療事故、公害関連の問題などが後を絶たず、科学技術の発展が、かえって人間社会に暗い影を落としていて、その対策が苦慮されています。科学技術の安全性は技術がどこまで進歩しても一〇〇%にはなり得ないからです。

コンピューターによる管理システムの事故などの小さな事故を含めれば、事故は大変頻繁に発生しています。今後ますます家電製品をはじめとする庶民の身近に使用している機器の自動化が数多く生み出されると思います。しかし、それと同時に自動制御の不調による事故が起こる可能性が高くなることは避けられないと思います。現状で安全性が最も高く整備されていると信じられてきた航空機についても、あちこちで事故は発生していて、日航機の安全神話もかなり以前に完全に消失しています。皮肉な見方をすれば、もともと一〇〇%の成功はあり得ないのです。

そう考えると、科学技術が人間にもたらす幸福は危険性と併せて評価する必要があります。リスクは危険の起こる確立と被害の大きさを掛け合わしたものと考えてよいのですが、それらはすべて推定値であり、滅多に起こらない危険性については正確な判定は困難です。すなわち、科学技術の将来の安全性の確実な予測は不可能なのです。

その上で、科学技術が生む危険性についてどのようなものがあるかを考えてみると、科学技術の中で誰もが最も危険と怖れているのは兵器の開発です。これには核兵器をはじめとする多くの種類の兵器がありますが、次々と高度のものが開発されているように思います。一時期は細菌兵器や有毒ガスなども問題になりましたが、兵器として使用することが将来ないとしても、基礎研究の段階にあるものが研究室外に流出して大きな被害を巻き起こす可能性もないわけではありません。

さらに、使用目的からみて安全と思われる情報機器の発展は人びとの生活に大いに役立ちましたが、それが一挙に大量の国家機密や会社の重要な秘密の漏洩につながったりすることも現実に数多くあります。最近ではウィキリークスがその好例です。また事務機器の発展は事務に便利な機器として重宝がられ、工場の生産自動化なども生産効率を高め製品の均一性を高めるなど良い面が多くみられます。しかし一方で、情報機器の事故で銀行の機能が麻痺して大きな騒ぎになることもしばしばです。また、各種の犯罪行為、詐欺行為がインターネットを通して行われてもいます。

最近とくに危険性が大きく感じられるものに、ロボットの多方面での開発と、人間の改造を目指しているのかと思わせる科学技術の開発があります。すなわち人間の能力を高めるために、ロボットを小型にして体に取り付けたり、人間そのものを改造する科学技術さえも考えられています。人間そのものの破壊につながるのでないかと心配です。このことについては終章の「科学技術発展の未来に対する責任」の項で詳しく述べます。

その他、大きな問題になったものに産業廃棄物の処理問題があります。これらの中には原発の放射性廃棄物の問題のほか、健康被害で知られている水銀による水俣病、カドミウム汚染によるイタイイタイ病、さらに中皮種、珪肺などいろいろなものがみられます。また地球規模での環境問題として炭酸ガスによる地球温暖化がとくに大きな問題として取り上げられています。これらも科学技術の発展、利用拡大が大きな関係を持っていることが指摘されています。その他、科学発展がもたらす危険性については数え上げればきりがありません。

2　科学技術発展の速さの脅威

日本の現状を見ますと、科学技術の発展の速さには目を見張るものがあります。身近な例として携帯電話があります。我が国の携帯電話は一九八〇年ごろから利用されるようになりましたが、その頃の携帯電話は大きくて重くて、それ一つを持つだけで他の物は持って歩けませんでした。しかしその後、小型・軽量化が進み、一九九五年にはデータ通信、電子メールが行われるようになりました。そして、一九九九年にはインターネット接続などが行われるようになり、インターネットはこの頃から急速に広まりました。現在、携帯電話はカメラ機能のついたものが普通になり、歩数計、スケジュール機能、存在地表示機能、さらにはテレビ機能、その他数え切れないほどの種々の機能が追加され、多くの種類の携帯電話が町中にあふれています。しかし、あまりに機能が多すぎてそれらのすべてを使いこなす人は少ないのではないでしょうか。携帯電話だけみても前述のように鼠算的にその機能を広げ、これから先に向かってこの勢いで進んでいくと、いつどうなるか予想もつきません。ついていけそうになく、むしろ恐ろしい気がします。

これらの他、家庭電化製品についてもエアコン、電気冷蔵庫、洗濯機、テレビ、その他、ここに記すまでもなくあまりにも進化し、多すぎて数え上げることが出来ません。パソコンに始まる記憶媒体を利用した機器は、インターネットをはじめとしてほとんどすべての家庭に入り込み、人びとの生活を変えてしまいました。その発展の速さには実に驚くべきものがあります。

人間は科学を発展させて働くことをせずに、楽をして暮らす方法を探し、何でも人間の言うことを聞いてくれるロボットを発明して、ロボットに仕事を全部して欲しいとでも思っているように感じます。しかし、人間が出来ない困難なことをロボットにやってもらうのはよいのですが、人間がしていることを人間がしないですむようになるのなら失業者が増加して当然です。会社の合理化が失業者を増やすのと同じです。

長生きをしたいので、本人の臓器が機能不全を起こせばいつでも移植医療を受けられるようにならないかと考える人もあるようです。しかし本当にそうなれば、世の中は一二〇歳を超えるような人が臓器移植を受けてその辺に大勢いることになりますが、その老人の脳の働きはいかがなものかと心配になります。そうなると、認知症の人で町はいっぱいになり、まさにSFの世界です。科学技術は人間に便利なものをつくり出しましたが、今は人間そのものを変える技術に向っているようにさえ思えます。このままでよいのでしょうか。これまでもＳＦの世界が現実のものになった例は数多くあります。自動車も、飛行機も、潜水艦も、宇宙旅行もすべてＳＦでしか見られなかった時代がありました。人造人間とでも言えそうな人がうようよしている世界は現代人には気味の悪い世界のように思えます。それでも人びとがそれを望んでいるのならば、それはそれで将来の人間が進む方向として受け入れねばならないと言わざるを得ないのかもしれません。しかし、いったんその方向に進めば、元に戻ることは不可能と感じます。今までの二〇年の科学技術の発展の速さを考えると、これから五〇年先にはどんなものが出現しているのか全く予想が出来ませんし、恐ろしい気がします。

将来の携帯電話に、思いもよらない機能が付加されることになるかもしれませんが、それらのすべてが必要不可欠で、望ましいものかどうかは疑わしい気がします。普通の人は現状の機能維持で十分であり、もうここまでで良いと感じています。現状でもすでに、有害な面が多いと心配になるような機能を持つ機種が数多くあるようです。

アメリカは最近、火星に人が着陸することを目指すということですが、私の考えでは、宇宙開発は通信衛星、宇宙ステーションまでで十分な気がします。それから先は研究費も膨大なものになることと思います。どれだけ社会的幸福が得られるかは政治家に任せるしかありませんが、大変に大きな賭けであると感じます。科学技術の発展は宇宙開発のみでなく、医学、医療その他のすべての分野でも歯止めや見直しが必要な例が数多く存在しているように思えてなりません。一刻も早い科学技術発展方向の安定化を望みたいと思います。それが少なくとも五〇年、一〇〇年先にも正しい方向であったと認められるような発展であってほしいと思います。

科学技術の発展は無限の広がりを持っています。日本政府は最近の予算編成で、科学振興にとくに力を入れる方針であるとのことです。しかし、先に述べたように科学技術はあまりにも急速に広がりと発展を遂げ、破綻しかけている面があるのも事実です。そして、エネルギー資源としてこれまで使われてきた石油が、これから数十年で底をつくのではないかとか、プラスチックをはじめとする石油化学産物の処理の困難さなども問題になっています。

現在はむしろこの危機をチャンスと捉え、科学技術全体の発展方向を見直す良い機会のように思います。現代の人びとは科学技術の中にどっぷり浸かって、科学技術の進歩がすべての面で常に必要で、そのすべてが人間に幸福をもたらすものであると、頭から信じているように見えます。しかしそれが必ずしも正しくないことはすぐ気が付くはずです。

3 科学技術が行き詰まる可能性

前述のように科学技術の発展をもたらすには、大変多くの情報の中から必要な情報を選び出さねばなりません。より良いものを選び出すには、より多くの情報が必要になります。しかし、あまりに情報量が多いと選び出す作業が困難になります。科学が進めば進むほど情報量は多くなりますが、多くの人材が必要になるのは当然です。前項で医療の発展で過度の情報が得られるようになり、それらを少しでも多く利用しようとして人材不足が起こり、医療が破綻しそうな状態に追い込まれていることを述べました。このことは医療以外の科学技術全般についても、それらが医療と同じ運命をたどる可能性のあることを示しています。

科学技術の進歩は通常人びとに幸福をもたらしますが、その幸福が長く続けば、やがて人びとはその状態に慣れて、自分がそのような状態にあるのが当然の権利のように思い込むようになります。人間の欲望は際限のないものです。そして現状より質の高い高度なものを望むようになり、慣れによる欲望と権利の階段現象が起こります。そこに新たな事故が起これば、それが訴訟に発展します。これは科学技術が高度化するための一段階だと言ってしまえばそれまでですが、大変な信頼関係の消失と経済的損失を発生します。

二〇一〇年、トヨタ自動車がアメリカでフロアマットと関連するブレーキの異常で訴訟問題が起こり、事件が大きく報道されました。そして、トヨタは大規模なリコールを含む大きな経済的打撃を受けました。しかし一方では、人間がブレーキを踏まなくても自動的に車の周囲の状況を感知して、危なければ自動車が自動的に止まるシステムが日本で開発されたと報道されています。衝突事故の発生が予測される相手にはいろいろなものを想定しなければなりません。相手が自動車か、人か、電柱か、その他、いろいろな障害物がありえます。

それが何であるかを認識し、衝突を予測し、衝突を防止するシステムを開発するのは大変な時間と経費が必要であろうと感じます。もちろんそれが出来れば喜ばしいことですが、おそらく非常に複雑な機構のものであると思われますので、多くの種類の専門分野の知識が必要です。ただもしそれが完成したとしても、高価なものとなり、故障すれば責任はさらに大きく追及され、次の段階は大変ハードルの高い改造が要求されることになるに違いありません。さらに自動車には数多くのメーカーがあり、多くの自動停止装置の研究がされているようです。したがって、最善の方法を得るには、それらに関する非常に多くの情報を整理する多大の人材が必要となり、莫大な開発経費が必要になると思われます。また、自動的に止まることを信頼しすぎて、運転者が不注意な運転をしてかえって事故が増えるのではないかと心配にもなります。それでも人びとの要求に応じて進まねばならないのが現状のようです。これらのことは自動車だけではありません。科学はあらゆる分野で大きな発展がみられますが、人びとの要求には限度がないように思われ、事故の数は今以上に増えそうです。

情報通信機器の発展とともに、ナノテクノロジーと呼ばれる分野や、物理、化学の面でもどんどん研究分野が広がり、とどまるところを知りません。エネルギー問題、環境問題などもそうです。そしてそれらの分野から分科したものがさらなる分科を生むことになり、人材不足は当然のこととなります。そしてそれらの情報量は膨大なものになります。情報量の増加だけなら記憶容量の大きいコンピューターで、対応出来るのかもしれませんが、その前に不要な研究成果を自動的に消去できる機能が必要です。この点で人間とコンピューターが勝負せねばならないことになるのでないかと思います。統合失調症と呼ばれる病気がありますが、この症状の一つに「過度の記憶」(hypermnesia)というのがあります。過度の記憶は統合を困難にすることが考えられます。忘れるというのも人間の脳の機能の大切なものの一つのように思います。

　科学技術はどれも発展すると、そこから生まれる情報量が多くなり、分科が起こるのは当然です。そして、医療の場合と同じように分科・専門化－情報量増大－人材不足－事故・被害－訴訟という悪循環（第17表）を引き起こし、急速に情報過多が進み人手不足に陥り、それを契機に急速に行き詰まりが生まれることが考えられます。ここで分化でなく分科と述べているのは、研究分野が独立した一つの分野として発展していることを示すためで、医学診療科の分科と同じです。科学から情報を取り出して科学技術をつくり上げるのは、砂場の中から役に立ちそうな砂粒をいくつか取り出して組み合わせるようなものです。砂の一粒、一粒が科学で発見された理論であり、それを見つけて取り出すのは人間です。情報量が極端な速さで増加し、砂漠の砂のように増加すると完全な人材不足に陥り、それだけで技術の発展は不可能になります。

　上に述べたような夢と不安がいっぱいの将来の科学あるいは科学技術ですが、人間の幸福のために現在以上の急速な発展は不必要なものも多々あると感じます。もちろん、身近に発展を急がねばならないものも

第17表　科学技術の進歩が行き詰まる可能性

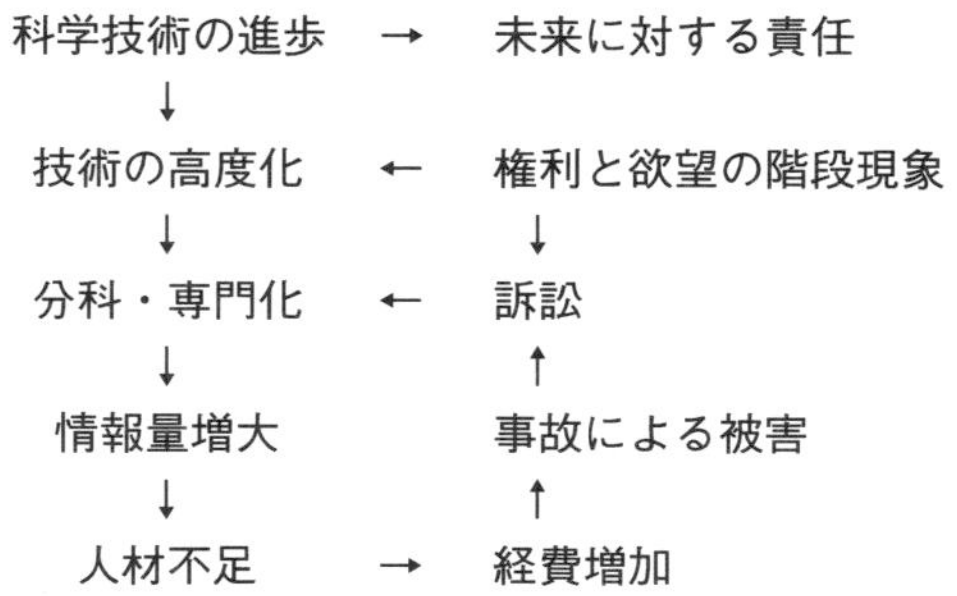

数多くあります。石油に代わる新しいエネルギー源の開発や地震や台風のような自然災害に対する防災技術、食糧生産技術、国土防衛技術などもその例です。そうなると、科学技術の開発はどこまでが必要で何が優先されるべきであるかが大変重要な課題になります。以上に述べた科学技術の将来の不安は、先に第一章で述べた医療技術の進歩の結果と同じ経過で人びとを不幸にする可能性が十分あります。それは人びとの心を傷つけ不満をもたらします。科学技術全般の場合は医療の場合と異なり、その広がりが大きいため被害の大きさも非常に大きくなります。

第三章　幸福と科学技術の進歩は両立するのか

1　幸福の本流と支流

人間の幸福の流れについては、第三部で述べたように、快楽主義と克己禁欲主義とがあります。そして、幸福の本流は人類がこの世に生まれた最初から続いている「人としての心」経由のルート（第18表）にあります。科学技術のルートは人類の長い歴史の中で始めは本流を支えていた小さな支流であったものです。現在はこの支流が急速に大きくなり、自然を破壊しながらさらに大きくなろうとしています。そのため、この流れはいつ氾濫するかわからない状態で本流の水量を減らす勢いです。支流が本流を脅かすことがあってはならないと思います。

しかし、人間の科学技術に対する欲望はどこまでも膨らみそうです。すなわち、理性による抑制が存在しなければ、このような欲望はいったんそれが満たされて一時的に幸福が得られても、やがてそれが当然の権利と考えられるようになり、さらに上を望むようになるのが常です。このようにして欲望が権利と欲望の階段現象で膨らみ続けると、いつまでたっても現状を不幸であると感じることになり、そこに幸福はありません。

医療関係ではすでにこのことが表面化し、悪循環に陥っている現状があります。どこかで人びとが自分の欲望に歯止めをかける

第18表　幸福主義の流れ

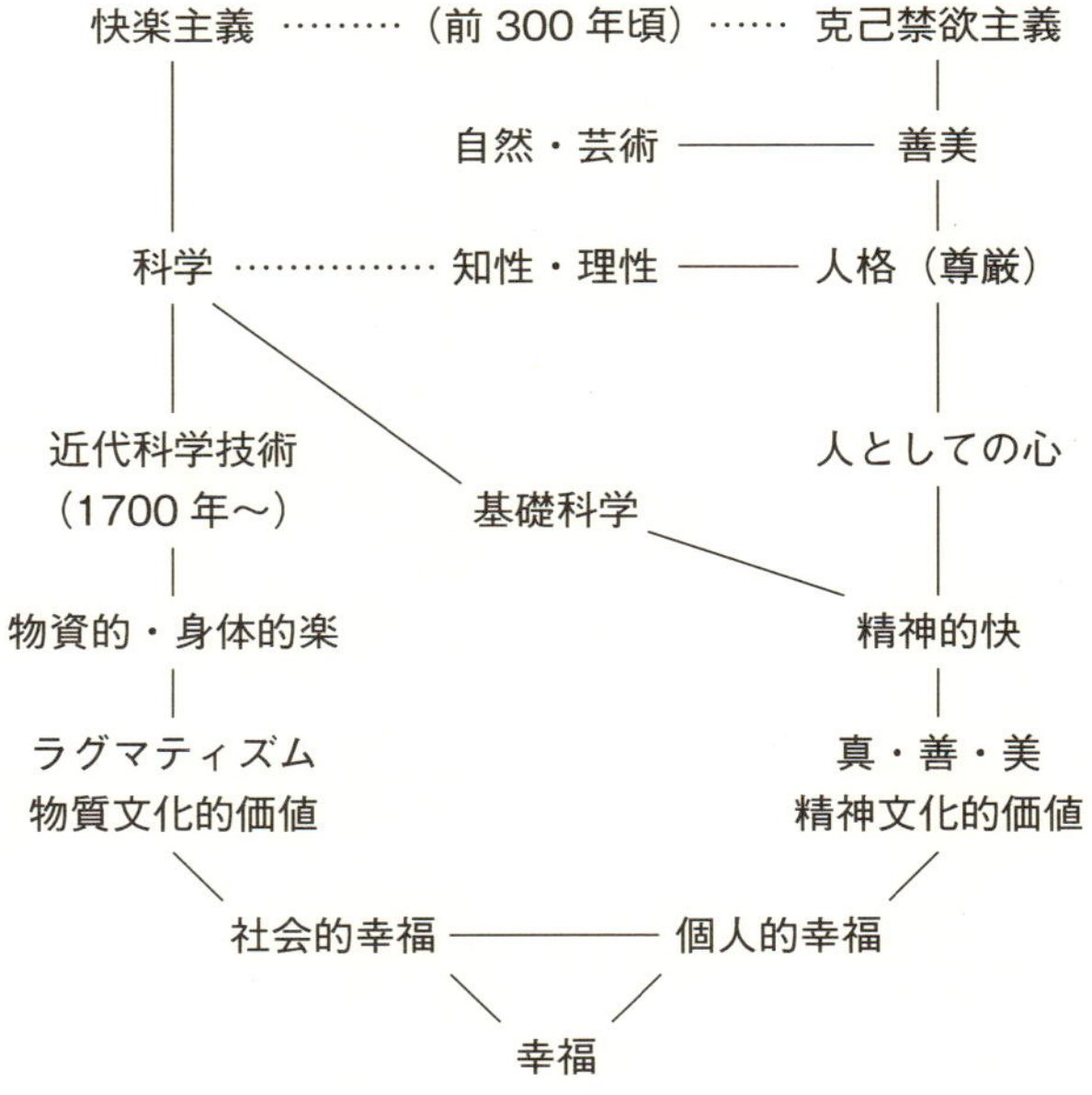

努力をしないと社会が壊れてしまうことにもなりかねません。そのためには、あまりにも快楽主義的になった日本人を少し克己禁欲主義的方向に引き戻し、バランスを取り直し、物質文化と精神文化の適切な融合を図ることが必要です。

我が国の科学技術は日本の特技であり、世界一流と言われています。そして科学技術が人びとに幸福をもたらす面のあることも事実です。しかし、科学技術が常に幸福をもたらしてくれるわけではありません。それをどのように制御するかは科学者や科学技術者のみでなく政治の問題でもあります。科学の発展に甘えが通用すると、それは階段現象でさらに大きく膨らみ際限のないものになり〝人としての心〟が失われ、その先に幸福がなくなるのは明らかです。

先進諸国と思われている国々の中で、実際に科学技術の進歩をどこまでも無限に望んでいる国は、ヨーロッパでは本当のところは意外に少ないのではないかと思います。むしろ人びとは現状の技術を安全に使いこなすことを望んでいるだけではないでしょうか。それにもかかわらず、アメリカや日本の現状は技術者たちがこれはいかが、これはいかがと次々に新しい技術を駆使した産物や発展方向を社会に示し、これは便利だと言われるものがどんどん世間に広まっていきます。これはプラグマティズムを中心に据える国々と、尊厳を中心に据える国との違いかもしれません。現在の我が国では、将来それが本当の幸福につながるかどうかは不明でも、進歩に遅れまいとその方向に開発が進められます。それらのことは大きな格差を生むだけのこともあり、紛争の原因にもなります。もっとも、この格差は決して悪いものばかりではなく、むしろさらなる幸福のための牽引力になることも多いとも思います。ただ格差が大きくなり過ぎて、妬み、憎悪に結びつくような発展は避けねばなりません。

第18表に幸福主義の流れを示しましたが、幸福の本流が人としての心のルートにあることから、日本の未来を背負って立つ子どもたちはこのルートの本質である人格や道徳をしっかり身につけて、はじめて支流の学問や技術を学ぶのが当然の順序です。さもなければ本当の幸福は得られません。それにもかかわらず、本流を学ばねばならない最も重要な時期、すなわち道徳心が育まれるとされている四歳～思春期に、子どもたちはほとんどすべての時間を受験地獄の中で費やしています。この現状は一刻も早く改めねばならないことであると思います。幸福に近道はありません。

科学がどこまでも自然の原理を説き明かせると考える人びとは神の存在を否定するでしょう。しかし、地球上に存在する原理を説き明かすため研究を進めれば、進めば進むほどその先はさらに問題点が無限に広がっているのを見いだすだけであるのは間違いありません。人間が到達し得ないところに神の存在があり、そこに摂理があると言えそうに思います。それを無理に解き明かし、そこに幸福を求めようとすることは大きな煩悩を乗せた泥舟が大海に向かって突き進むようなものだと思います。

東日本大震災に続き起こった原子力発電所の事故では、世界最高の安全基準を持っていたはずの日本の原発が自然の猛威に脆くも破壊され、人びとに大きな不安を与えました。復興に向けて現地の被災者の方々のご苦労は大変なものがありますが、そのような状況の中で通常は起こりやすいとされる住民の暴徒化などが起こることもなく、冷静な対応を見せた日本人に諸外国から多くの賞賛の声が寄せられ、また多くの励まし、協力、援助も寄せられてきました。失われかけていた日本人の美徳の一部がここに少し表れた気がします。

戦後最大の国難と言われているこの災害に、日本人は一丸となり、その復興、再建に当たらねばなりません。不幸な事故ではありましたが、それをバネに日本人の美徳、本当の意味での愛国心などを取り戻し、行き過ぎた物質文化重視の快楽主義から脱皮し、人格中心的幸福主義の方向にバランスを取り直す機会になることを願っています。「人間の二つの命」に詳しく述べましたので、ここでは重複を避けますが、日本は世界唯一の核爆弾の被爆国であり、島国であり、特殊な宗教上の特性を持った国です。その意味で、日本は世界の平和と安定を図る大きな潜在能力を持った国です。これを機会に科学万能主義から目覚め、大きく世界をリードする国に成長することを望みます。科学技術で生まれる快楽に向かって進められてきた努力を今こそ、新しい機能より安全性・安定性に向かって、その方向の大転換を計るべき時期にあると言えます。これからの世界は科学技術を正しい方向に進むようにコントロールせねばなりません。それが遅れて科学技術に人が振り回されることのないようにすることが最も大切です。

そのためにも日本人は幸福の本流である「人としての心」「人格」の完成に再び大きく立ち返る努力をせねばならないと思います。今日の物質文化の中で、今のままの快楽主義的価値観で、これ以上幸福を追求することは、引き返すことの出来ない暗闇に突き進むことになるような気がします。科学技術は人間の幸福を考える上であくまで支流であり、幸福を運ぶ道具にすぎません。その発展が幸福の本流を押しつぶすことのないように常に監視され、その発展方向が管理されねばなりません。今後はその管理方法と、どのようにして心の時代を指向するのかが最も大切な課題になると思います。

最近のテレビで世界の僻地に住んでいる日本人の生活がしばしば放映されています。科学の文明からは取り残された場所ばかりですが、そこに人と人との心の交流、家族の愛などが豊富に映し出されていて、大変に感動的です。そこに幸福の本流をみる想いがします。

2　戦後日本人の価値観の変化

このような世界の幸福の流れの中にあって、日本は古くから儒教の流れが組み入れられ、礼儀と節度をわきまえた国であり、禁欲主義であるストア派的考えを重視した国で、日本人は無理な自己主張をせず、我慢強く、献身的に働くことが特長とされ、これが日本人の美徳とされてきました。すなわち、戦前は禁欲主義に強く偏っていたと言えます。

一九四五年八月、日本は敗戦を迎えました。当時アメリカでは科学技術が発展し科学技術ルートの幸福が大きく広がっていました。それに引きかえ、日本人は飢えに喘ぎ、生きるのがやっとの状態でした。そのような状況下で、日本人はアメリカに追いつこうと彼らの真似をしながら苦境から立ち上がりました。そのとき、日本人の心の中に起こった価値観の変化は、禁欲主義的価値観から快楽主義的価値観への一八〇度の転換とも言える変化でした。そして、どんどんアメリカの物質文明のすばらしさに魅了され、アメリカのまねをすることが自分たちの幸福を得る最善の方法だと考えるようになりました。その結果、期待どおり日本は大きな経済発展を遂げることになりました。しかし、残念なことにそれと同時に、日本の人びとはこれまでの日本のあらゆる考え方が間違っていたと考えるようになっていきました。

精神重視であった日本人は、この頃から心だけでは豊かになれないと、〝物質的・身体的楽〟をより強く求めるようになりました。しかし、「物質的・身体的楽」と「精神的快」の両者はいずれも幸福のための必要な要素であり、幸福にはそれらの両者がともに求められるのです。ただ同じ源流から分かれた両者の考えは、その片方を重視すれば他の片方が疎かになるのは当然です。当時の日本では価値観が〝精神的快〟から〝物質的・身体的楽〟、言い換えれば「心」から「物」に急速に変化したため〝人としての心〟が軽視されることになり、感謝の心、勤勉さ、献身、慎ましやかさ、その他多くの日本人の美徳とされた心が失われていく状態になったと言えます。すなわち科学技術の発達した欧米の生活に触れて、科学技術を重視する方向に転換し、それはそれで当時の日本人にとっては良い面が多かったのですが、気が付いてみるとあまりにもそれが快楽主義に偏り過ぎたといえる状態になってしまっていたと言えます。

科学技術ルートの幸福が善美ルートよりはるかに遅れて、新しく発展したものであることから考えても「人としての心」のルートが幸福の本流であることは当然です。〝人としての心〟の主体は愛と徳であり、それは内面的に捉えれば「人格」にあたります。

戦前の日本はあまりにも精神重視であったため、その反動で戦後の日本は極端に物質・身体重視に陥っていったとも言えます。両者のバランスをとる働きをするのは道徳・節度であり、場合によって宗教がこれに当たります。しかし、戦後の価値観の変化が余りにも大きく、一定の宗教のない日本では道徳の乱れが大きくなりバランスが失われ、極度に人びとを〝物質的・身体的楽〟の方向に走らせたと言えます。他方、アメリカでもあまりにも徳の失われていく社会に気付き、近年マッキンタイアーらはこれを批判しています。

科学技術の発展をあまりに重視すると、それを前進させるために科学技術に過度の分化が起こります。それは科学の発展を生みますが〝人としての心〟が失われていくばかりでなく、同時に情報過多が起こることなどでその発展が逆に行き詰まります。すなわち、科学は進歩の方向性を見失い、その方向を誤ると戦争や大きな事故など、人類を破滅に追い込むような危険をはらんできます。また人としての心の軽視は人格・道徳の軽視であり、不当な権利の主張、義務放棄、不満、さらに多くの犯罪を生むなど幸福を破壊します。

第四章　快楽主義成立の条件

1　行き過ぎた日本人の快楽主義

戦後に生まれた日本人と、それ以前の日本人とは価値観が違うとよく言われます。第三部の価値とは何かの項で述べましたが、価値観の相違とは幸福に対する考え方に相違があるということにほかなりません。戦前と戦後で、精神的価値重視の時代から物質的価値重視の時代に変化しました。そのような変化自体は、時代が変わり社会情勢が変われば当然と言えるかもしれません。それは戦後民主主義の中心とされる権利と自由、平等は快楽主義の流れの中にあります。しかし、その時代に変化したのだから何をやっても自由、自分に権利がある、何でも平等というわけではありません。それはその人が道徳や自然義務を果たしている範囲内でなければなりません。その範囲を逸脱することはその人の人格を落とし、快楽主義の逆説のように幸福をなくすことになります。

日本の現状を見ると、一面では確かに権利の主張が種々の面で我が国に発展をもたらし、日本人に大きな幸福をもたらしました。しかし、その一方で価値観の変化が日本人の美徳とされてきた日本人の良さを失わせている面が数多く出現し、このまま進めばやがて日本人は世界の人びとから見離されることになるのでないかと心配になります。このことについては「快楽主義の逆説」の項でも述べています。

日本の快楽主義が行き過ぎであると言ってみても、これまでアメリカを見習ってやってきて良かったと思うのに、どこが行き過ぎなのかと言われるかもしれません。しかし、そこに大きな思い違いがあるのです。それは一言で言えば諸外国には宗教があり、その中で一定の道徳観が育てられていますが、日本には道徳を教える定まった宗教がないということです。先に述べたように、戦後、日本には権利、自由、平等という価値観が取り入れられたのですが、それは道徳の範囲を越えてはならないものです。それを越えることは人格を落とし幸福を失うものです。

日本にも宗教があると言われるかもしれません。しかし、日本には多くの宗教があり日本人としての一定の道徳を教えているわけではありません。戦前の日本はその良し悪しを別にして、皇室神道で統一されており、教育勅語を中心に据えて子どもの道徳教育がなされていました。そして、その中で日本人の美徳と言われるものが、数多く育まれたのも事実です。しかし戦後は皇室神道が軍国主義を生むことが恐れられて、教育勅語とともに日本からなくなりました。そのことにより日本人は道徳の指針を失い、今日に至っているのです。もちろん日本人が道徳心を全くなくしたと言うのではありません。長い歴史の中で生まれた道徳観がそれほど簡単になくなるわけではありません。しかし、人間の生活を円滑にするためとはいえ、道徳は人間の行動範囲を規制する方向に働くものであり、教育されねば失われていきます。その現れが日本人の美徳を失わせ、今日の犯罪の多い日本をつくっていると思います。

道徳の教育をする最も大切な時期は子どもの時期です。前にも述べましたが、子どもの道徳心を生む超自我の形成は三－四歳ごろに始まり、思春期にかけて成長するとされています。しかし、現在の日本の状況はこのような道徳の教育をさせない状況にあるように思います。

2　道徳教育の出来る環境

私のように戦中、戦後の人生を歩んだ者からみると、現代の子どもたちは自由とは名ばかりで、日々の学習に追われて道徳は教えられることがないまま自分自身で考える時間もなく、あまりにも異常な状態に置かれていて可哀想にさえ思えます。現状の教育方法でなければ現代の日本人は世界の子どもたちに伍してやっていけないのだと言われれば、それに反対できるだけの十分な材料を私は持っていません。しかし現状を見ると、子どもたちは夕方に学校から帰るとすぐにかばんを取り替えて、当然のように学習塾に通います。塾から夜遅く帰って夕飯を食べます。宿題をして寝ます。人間はそこまで入試のための学習をせねばならないのでしょうか。子どもたちは自分で自由に物事を考えることも、それを実行する自由もないように見えます。このような子どもたちは将来、言われたことしか出来ないまま成人になるのでないかと不安になります。そのうえ、この時期は先に述べたように、道徳や良心をつくり上げるのに人間として最も大切な時期です。この時期を学習塾のために取り上げられるのは、子どもにとっても、親にとっても、社会にとっても不幸なことだと思います。

学習塾に行くのは学力が不足であるからそれを補うために行くというのならまだよいのですが、良い大学の入試に合格するために行くようです。良い大学に入るためには良い高校に入らねばならない、そのためには良い中学、さらに良い小学校を選ぶことになります。何か異常に感じるのですが、あまり世間でそのことが問題になっていないのが不思議に思います。大学に入ってしまえば子どもたちは目的を失い息切れになっています。しかし、親に進学のための塾に行かせるなと迫っても、親の身になれば自分の子どもが世間から取り残されてはいけないと必死です。しかし、私の考えでは、このまま子どもに道徳心を育てることが出来ないのはもっと大変なことになりそうな気がします。

大学側も大変です。入学試験を受ける学生たちの学力がどんどん上がれば、ますます難しい問題を出して選別するしかありません。しかし、その難問に正答することだけで、その大学の教育を受けるのに適した学生を選び出すことは出来ないと思います。難問の出題と塾での教育とのイタチごっこでとどまるところがありません。大学にしても、おそらく極端に難解な試験問題を出すより、何かの方法でその学生の人格を評価したいとは考えていると思います。そのために面接試験をしているのでしょうが、そう簡単に見分けることはできません。

現在の小学校では、美しい心、道徳、親孝行、兄弟愛、友愛、行儀、作法、慎ましやかさ、清楚、等といった日本人的美徳について教育されているのでしょうか。電車の中で朝食のパンをかじる学生、化粧をする女性、二人分の席を占めて平気な学生たちを見ると、これで良いのかと将来が不安になります。戦後の軍国主義に対する嫌悪感から、学校での道徳教育を軍国主義につながるのでないかと心配して排除され、現在は道徳に対する国定教科書はないと聞いています。しかし、せめてそれくらいはあるべきものだと感じます。社会は同じ道徳観を持ったもの同志で初めて成り立つものです。

第五章　科学技術の未来に対する責任

1　現代の科学技術は人間の幸福に向かっているのか

科学技術の発展は人びとの生活を豊かにし、我々の身の回りはほとんどすべて科学技術の産物で埋め尽くされています。それがなければ私たちの生活は全く成り立たないところまでになっています。そのため、人びとの中に科学技術さえあれば何でもできると過信し、科学万能主義に陥っている人が多く存在するのも無理がないと感じます。

身近なものについてみると、ＩＴ関連機器の発展には目を見張るものがあります。例えば、携帯電話を例にとって先に述べましたが、その広がり方は一つ機能が追加されるとそれを利用して、いくつかの機能が新たに開発され、さらにその機能を利用して他のいくつかの機能が追加されるという、まさに鼠算的な増加で機能が拡大しました。ここ数年での変貌は驚くべきものがあります。このまま後二〇年も経つとどうなっているのかとても想像がつきません。その時に人びとは、それを使いこなせるのでしょうか。

現在すでに、小さな電子辞書に何十冊もの辞書や参考書が記憶されていて、人間の記憶能力をはるかに超えています。そして、チェスや将棋のコンピューターソフトはすでにプロ棋士を負かす実力のあることが実証されていますし、囲碁もアマチュア五段では勝てないところまできています。さらにロボットは人と対話をすることが出来るし、手を使った細かいことも成し遂げて、ロボットに手術をさせることも出来る時代になりつつあるとのことです。

さらに、人間の体にごく小さいコンピューターを装着して人とコンピューターを一体化させて、現在より高い人間の能力を手にする科学技術が開発され wearable robotics と呼ばれています。これらはまだ開発段階にあるものがほとんどのようですが、なかにはメガネの縁に取り付けたカメラで人が見ているものをそのまま遠距離にいる人に映像として送り、事故現場での対応を直ちに指示を受ける装置が開発されています。また外国語がその場で翻訳されてメガネに字で映るものや、暗くても見えるメガネも開発中とのことです。腕時計型のコンピューターもやがて出来ることでしょう。これまで障害者用にされてきた装具を障害のない人が類似ののを利用して、普通の人以上の能力を得ようとするものもあるようです。これらのことを見聞きすると、人間がロボットに支配されるＳＦの時代が近づいているような気がします。

便利な器具を用いていると人間本来の機能を失っていくのではないかと不安になります。計算機もそれに慣れると暗算能力がなくなりそうです。ワープロなどをいつも使っていると、漢字の書き方を忘れて字は読めても書けなくなります。ロボットの開発で人間が作業する必要性が薄れ、人間自身の機能をどんどん失っていくように思います。このような状況では、人間は努力をする必要がないため、ロボットに無駄な仕事までさせるようになり、情報が多く集まり過ぎて処理しきれなくなるのでないかと思います。医療についても、およそ不必要と思われる検査も自動的にできるならばそれも検査しておこうと、現在すでに無駄が多くなっているように感じます。もちろんそれが人間に益する面もあるには違いありませんが、無駄の方が多くなりつつあります。検査機器に何億円という値段の機器がどんどんつくり出されて、費用便益の面からみてそれでよいのかというものが多くあるように思います。それでも今後のために情報はあるに越したことはないとする考えを否定することも出来ないので、まだまだ無駄が増えそうです。

医療技術の進歩はこれを解説する書物の氾濫を招き、医師たちはあまりにも多くの医療技術に、それらを消化しきれないところまできていると思います。臨床の診療科はその科を分科して診療科の種類を増やし、自分の専門分野を狭めてその状態から逃れようとしています。五〇年前は数冊の本で済んだ臨床の医療の各部門は、今や冗談でなく数百冊では足りない知識が要求されています。科学技術の進歩をこのままどんどん続けて人間はそれを使いこなせるのでしょうか。現代の新しい技術は、以下に述べるようにそれだけで済まないところまできているように感じます。

最近は遺伝子の検査が安価にできるようになり、一人ひとりの薬物に対する感受性などを知ることが出来るようになってきました。そこでそれを利用して新しく開発されつつある医療に、テーラーメイド医療、あるいはオーダーメイド医療などと呼ばれるものが考えられています。これは同じ病気でも人間一人ひとりに応じた治療が必要であるという考えから生まれたものです。遺伝的疾患はもちろんのこと、外部環境で発病するような疾患でも、その人の遺伝子によって病気に対する人間の反応状態が異なること、病気治療薬に対する反応性が違うことなどが知られてきたからです。それに対して、これまで一般的に行われてきた医療は人びとの反応性の平均値から考えて行っているものですので、オーダーメイドに対してレディーメイド治療と言われています。また遺伝子の検査では、各種の遺伝的疾患の他、数多く種類の病気になりやすさが遺伝子の検査でわかるようです。それらの中にはアルツハイマー病、乳癌、パーキンソン病などがあります。さらに、人間の各種能力を発現する素質などまで簡単にわかる検査もあるようです。このようなテーラーメイド医療は、二〇一三年アメリカの人気女優であるアンジェリーナ・ジョリーさんが遺伝子検査の結果から、乳癌の発症の予防を目的に、いまだ発病していない乳房の切除を行ったことで有名になりました。通常乳癌はいくつかの因子が重なって発症しますが、彼女の例はかなり特殊な例で乳癌発症率が六〇－八五％の高率で発症するものであったとのことです。

遺伝子検査は一度に多くの情報が得られますが、万が一その個人の情報が漏れると就職や結婚、受験などにも影響があるかもしれません。さらに、個人の情報は遺伝的情報として親族にもその結果の影響が及ぶ可能性がありますので、社会的に不幸をもたらすことにならないかが大きな問題であると思います。テーラーメイド医療にもちろん良いこともあると思いますが、遺伝子の検査でわかった結果をそのまま知らせることが、その人にとって本当に良いことなのか、またそのことによって将来、何らかの不幸が生じたときの責任は誰がどうとるのかなどと考えてしまいます。

最近は本当にそれが人間の幸福に役立つのか、不幸をもたらすのではないかと心配されるような科学技術がその他にもいくつか開発されています。例えば、不自然な薬や手術で人間を改造し、以前より高度の機能を持った人間をつくり出そうとする人間改造の技術があります。これまでの医学技術は病気から回復することを求めて進歩してきたように思いますが、現代はそれを通り越して正常以上の能力を持つ人間をつくる技術を求めている人がいるのが現実です。これまでしばしば問題になってきた薬物の中には、運動選手にみられたドーピング薬物のように一時的な興奮作用で運動能力を高めようとする薬物やタンパク同化ホルモンのようにその効果にかなり持続性のある薬物もみられます。以上のようなことが起こるのは薬をやめればよいとも言えますが、最近になって遺伝子操作により半永久的に効果が持続するものまで考えられるようになりました。それはゲノム編集と呼ばれるものです。それは遺伝子の一部を切り取ったり、そこに新しい遺伝子を入れ込んだりするものので、植物の品種改良などの目的では、かなり以前から実用化され、いろいろな方面で試みられている方法です。

しかし、さすがに現在のところ人間に対して遺伝子の人工操作による品種改良は誰も行うことはないと信じます。そのとき、そこには遺伝的人格の尊厳はなくなったといえることになります。もし、これが行われればその効果は未来の世代にわたって続き、生殖機能をなくさなければ後戻りは出来ません。それが社会的混乱を引き起こすとすれば、そのようなことを引きとめる原理としては何を考えればよいでしょうか。人間の尊厳や権利、人倫（Sittlichkeit）あるいは神の摂理などという言葉くらいでは効果が期待できないと思います。科学技術者の中にはゲノム編集でどんな人間でもつくれる時代がくると胸を張る人がいますが、そうなるとどこまでが人間か、人間とは何かと考えてしまいます。本書執筆中の二〇一五年四月二四日、生まれることのないヒト受精卵にゲノム編集の実験が行われたというニュースが毎日新聞に報道されました。中国中山大学の研究者が「プロテイン・アンド・セル」という雑誌に発表したものです。この実験で遺伝子の改変は確認されましたが、予定しない変化も見られ実用化される段階にはないものです。しかし倫理的に問題の多い研究であり、ネイチャーやサイエンス誌も受け付けなかったと報じられています。遺伝的人格の尊厳、摂理に反する行為と言わざるを得ません。

2　科学技術の未来像

いったい人間は科学技術に、これ以上何を本当に求めているのでしょうか。現状では満足出来ないのでしょうか。さらに人工精子、人工卵子、人工子宮をつくって本当の人造人間ができることを望んでいるのでしょうか。身体の苦痛を取り除くのが医学の役目であると考えてきましたが、遺伝子に人工操作を加え遺伝的な人間の能力を高めるなど、未来の人間を現代では正常と言えない人間に改造することが許されるのでしょうか。私は、一〇〇年後の人間が本来の人間性を失った生命体に変貌していないことを願っています。また、そこまでではなくても、一〇〇年後の人間が他の人に負けまいと高度の移植医療や再生医療で長生きし、自分の所有するwearable roboticsをさらに高機能なものに変えようと右往左往している姿を想像すると、そこに現在の人類はもはや存在していないと感じます。そこでの人間の価値はその人が持っているロボットの価値で決まる世界になります。これまで我々の世界は戦争、環境汚染などで人間破壊が進んでも人間性がなくなることはなかったと思います。しかし、生命科学で生まれる技術は人間そのものを内部から変化させる可能性があるものです。人類の未来に現在の人間性が存続するのを望む立場に立てば、人類社会にとっては武器や戦争より大きい危険性を感じます。

今日の世界の先進国と言える国々は、快楽主義の産物である科学技術の破綻を防ぎ、維持することを望むのであれば極端な快楽主義から脱皮せねばなりません。そのためには先に述べた徳の教育が必要です。科学技術の新しい進歩はゆっくり進めるとともに、克己禁欲主義を志向し、現状の科学技術の安全性を高め、未来に責任を持つことに重心を移す必要があると思います。以前にも述べましたが、快楽主義と克己禁欲主義の間を行き来しながら進むのが最善と思います。現在はまさに快楽主義の逆説が発生し始めている状態です。現状を変えるのであれば、それは今しかありません。

医学・医療技術に関しては生命倫理学が発展し種々の法的規制がとられていますが、それでも現状は、医学の発展方向を規制する十分な機能を発揮しているとは思えません。少なくとも人間の受精卵のゲノム編集だけでも直ちに世界的に法的に規制することが望まれます。ゲノム編集はこれまでの人間に見られなかった人間(?)を生み出すことになります。未来のことですからそれが悪いとは言い切れないとしても、引き返すことが出来ないものです。生殖機能を取り除かない限り、それがいつまでも遺伝して続くことになります。

このような科学技術の規制は医学・医術の領域のみでなく、科学技術の全般にわたって必要です。科学技術も先端的技術が発展する前にそれを規制し、サイバーテロの防止や、wearable robotics、原子力の利用範囲、新しい兵器の開発などいろいろな面で研究方向をコントロールする厳しい倫理規約が必要であると思います。

医療については直接人命に関わるので比較的早く規制されますが、他の領域ではやや遅れやすいのではないかと懸念しています。現在の快楽のために未来の人類の幸福を犠牲にすることは避けねばなりません。

快楽主義の提唱者であるエピクロスは晩年に至り、快楽主義の行き着くところは欲望の自制により行き着く平穏の境地であるとし、これを最高のものとしてアタラクシア（ataraxia）と呼んでいます。すなわちその行く末はストア派の克己禁欲主義につながっています。これは仏教でいう迷妄と執着を捨てる〝滅諦〟、煩悩を取り去った心の静まりである〝涅槃寂静〟の教えにも一致します。科学技術の発展スパイラルに翻弄されそうな現世に最も適切な教えであるように思われます。

まとめ

第2次世界大戦終了後、かなりの間は世界中が復興と平和に取り組み、やや平穏な情勢がみられたように感じましたが、それから七〇年経った今日、科学技術の発展で世界中に格差が広がりました。そして各地でテロ行為や国と国との争いが増加し、不穏な情勢が続いているように感じます。この格差の広がる大きな原因が科学技術の発展にあると考えると心が痛む思いです。それをどう止めるかが科学技術に関係した者の責任であろうと思います。

通常の科学技術は人間に快適な生活を与えて人間の幸福に寄与し、その発展は人間にとって好ましい面のあることは言うまでもありません。ただその発展方向を間違うと人間を不幸に導きます。そのような発展方向の間違いは人間の間違った欲望により方向づけられ、生まれてくるものです。私は過大な欲望を科学技術で乗り越えようとするのでなく〝人としての心〟を大切にして欲望を抑え、物より心の時代に移行するべき時期であると考えています。以前にそのことを「人間の二つの命」にまとめて述べましたが、現状は世界中に科学技術中心の流れがますます強くなるばかりで、世界の情勢はますます険悪な状態になりつつあるように感じます。

そこで、私は世界の平和や人びとの幸福が科学技術の進歩によって本当に得られえるのかどうかを考えることにしました。私がここまで本書で述べたことをごく簡単にまとめると以下のようになります。すなわち、世界の人びとは誰しも幸福を求め生きています。しかし、そのためには何よりもまず平和で安全な世の中が基盤に存在することが必要であることは当然です。一九四八年の世界人権宣言では、世界平和の基礎となるのは人類社会のすべての構成員の固有の尊厳と平等で譲ることの出来ない権利を承認することであるとされています。そして、権利は人間の尊厳を根拠に存在するとされ、この考えが広く承認され今日に至っています。しかし困ったことに、ここで述べられている尊厳や権利の意味が世界の国々で異なって解釈されていますので、それではいつまでたっても世界の平和は得られないことになります。

そこで本書の第一部、第二部では、受精卵~胎児の人間の尊厳と人権の存在を足掛かりに、異なる背景をもつ地域で考えられている尊厳や人権に対する解釈の相違の原点を探ることにしました。そして、それらの調和をはかるために、遺伝的人格の尊厳という考えを導入し、日本人の考える非宗教的尊厳や人権の考え方を私案として述べました。そのことにより、かなりの部分を解決することが出来たと考えています。

第三部、第四部では主題である「医療と科学技術で得られる幸福」について述べることにしました。しかし、現在の日本人の実情はあまりにも経済重視で、科学技術に囲まれ裕福な生活をすることこそ幸福であり、それ以上はないと考える人々が多いのではないかと感じられました。そこで、第三部では本当にそうなのか、古い平和な時代に比べて戦争の恐怖におびえる現代が幸福なのか、幸福とはいったい何を指すのかを考えてみました。そして、第四部では現状の幸福を分析し、未来の幸福をどのようにすれば得られるのかを考えました。

現状は人びとがあまりにも科学技術を過信し、科学技術の発展があまりにも早く、その方向を誤り、人間存続の危機が迫りつつあることを感じます。権利を中心とする考えは、相手が納得しなければ争いは激しくなるばかりです。権利や力だけで平和は訪れないと思います。平和には善美の心が必要です。平和には科学技術の未来を見通すことが必要ですが、科学技術に一〇〇％はありません。したがって科学技術の未来を予知することは不可能です。平和と科学技術の進歩との間を埋め、人間同士の争いを和らげることが出来るのは善美であり〝人としての心〟です。正しいと思われる方向も、ゆっくり成否を確かめながら進むことが必要です。

一四世紀以来、人類はそれまですべてを宗教に頼った時代から抜け出してルネッサンス期を迎え、科学技術を中心に大発展を遂げました。しかし人びとは二〇世紀に入り、その正しい発展方向を見失い、悪い影響にばかりさらされています。今こそ科学技術万能の幻想から脱却し、物重視から心重視のルネッサンスを迎える時代に移らねばならないときだと感じます。それは生命重視の時代から人格重視の時代への変化です。その人格は後天的人格であり、教育と人間の努力で初めて達成されるものです。「人間の二つの命」の中でも述べましたが、日本は戦争放棄という特殊な憲法を持つ国であり、多くの宗教を取り入れながら調和をはかり、平安が成り立っている国です。その意味でも、現状で科学技術の発展方向を主導し世界の平和に最も貢献しやすい国と言えます。日本の中からそのような方向を志向する指導者が現れ、未来の人間が現在の人間性を失うことなく、さらなる進歩を続けていることを願っています。

人間の真の幸福は科学技術によりつくられた人工的な物の存在を基軸に求められるものでないと感じます。真の幸福は〝人と人〟あるいは〝人と自然〟との関わり合いの中で感じられ、あるいは得られるものです。それは自分が心に安らぎを覚え、人の愛に包まれていることを感じたとき、また自然の恵み、雄大さに心を打たれている自分を感じたとき、そこにこそ真の幸福が存在していると思います。

日本は二〇一一年三月に起こった東北大震災、津波被害、それに伴う原発被害はまさに青天の霹靂でした。科学技術の進歩は進むべき方向には進まず、災害防止の技術は間に合いませんでした。二〇一一年一月一日に発行された成美堂出版の「日本地図」という本に、政府特別機関から発表された「三〇年以内に起こる震度6弱以上の地震に見舞われる確率予測」が掲載されていました。そこでは、日本の中で最も地震が起こらないと予測される安全な地区は福島市で、確率は〇・九％とありました。そして、確率の高い都市は静岡市八九・八％、津市八五・九％等で、福島市とは全く比べものにならない値でした。最も安全な市に最大の大地震が起こることが、それが起こるまでわからなかったわけです。

私はこれを科学者の怠慢とは全く思いません。それが現実の科学技術のレベルなのです。その一一二カ月後に、次に起こる危険な地震の予測が発表され、それは東南海トラフの地震であるとされました。歴史的事実からの信頼できる歴史的推定とは言いながら、私には東北大地震の直後だけにその発表に違和感がありました。おそらく、東北に関しては研究者の数も研究費も他の研究費に比べて非常にわずかで、研究も進んでいなかったであろうと思います。そして自然現象の予知の難しさを感じました。日常ではかなり予知が進んでいると思われがちな天気予報にしても、台風情報にしても、本当の進路は当日にならねばわからないのが実態です。最近も、地震や火山噴火などの自然災害が次々に思わぬところで起こっています。正確な予想は聞いたことがありません。これがなぜか日本をはじめとする東アジアに集中するような気配も感じますが、その理由も不明です。また最近の温暖化や気象変化の大きさは、科学技術の発展とともに生じる科学エネルギーの無制限な消費拡大が何か影響しているのでないかと疑いたくもなります。

そのことはともかく、科学技術は人びとの幸福のためにあるはずです。しかし、一方で科学技術は、幸福の流れからみて善美（人としての心）の対極にあるものです。人びとが科学技術万能主義にはまり込めばはまり込むほど〝人としての心〟は軽視され、幸福は失われていきます。一度立ち止まって、科学技術の進歩を人間の未来の安全にのみ集中して考えることが必要ではないかと思います。現在の日本は科学技術が進歩し、すでに先進国として安定した力を持っています。したがって余裕を持って進歩するべき方向を見定め直して未来に進むことが出来る状態にあると思います。ここで方向を間違えれば引き返すことの出来ない方向に進みそうに思います。

ここまで、私はあまりにも科学技術を悪者扱いし過ぎた感があるかもしれません。食糧生産技術、新しいエネルギー開発、環境汚染対策、サイバーテロ対策、国土防衛・防災対策、その他、数え上げられないほど多くの科学技術がその開発を待たれています。しかし、それらはすべて人びとの幸福のためにあるべきもので、兵器の開発や科学技術者の自己満足だけの開発であってはならないと思います。人間の未来に対して貢献する技術の開発が望まれます。

科学技術進歩の方向を誤らないために、現在の日本に最も欠けているのは〝人としての心〟の教育であろうと思います。このことについては、人権と公共の福祉、快楽主義成立の条件の項で詳しく述べましたが、我が国の憲法が大いに関係していると思います。子どもたちは学校で権利のみ学び、義務についてはほとんど何も知りません。大人になれば、働いて納税の義務があることくらいしか知らされていません。そうなると差し詰め子どもは何も努力しなくても、自由、平等が与えられて、幸福を求める権利があるくらいにしか理解していません。これでは道徳観を持った人間が育つわけがありません。法律を守って生活していようが悪いことを繰り返して生活していようが、人権はすべての人に平等にあると教え込まれています。その上、愛国心は軍国主義だと教えられていては、やりたい放題を許すことになり、どうにもならない状態です。ごく最近になって、道徳の教科書が出来るとのことですので、それに期待したいと思います。やはり、憲法に見られる尊厳、尊重、自由、平等、人格、公共の福祉、などの意味をしっかり理解できる子どもを育てることが必要です。最近の世相を見るとその犯罪は巧妙になり複雑になっています。以前の日本は世界一安全な国であると言われていました。しかし、今はその状態とは全くかけ離れているように思います。せめて、基本的人権と後天的人格に由来する人格権を分けて考えることが必要なのでないかと思います。

今こそ我が国は世界に向けて〝人としての心〟中心の教育を推進し、科学技術の発展にのみ目を奪われて、それを誤った方向に進めることがないように、その規制を進め、心の時代への移行に取り組むべきであると考えます。現在は新しい日本のイメージを作り上げる絶好のチャンスです。そして、世界に日本人の心の美しさ、善美の規範を示すときであると思います。

表一覧

主な参考資料

岡田弘二　「人間の二つの命」ＰＨＰパブリッシング、二〇〇九

岡田弘二　医療の進歩と人間の幸福、セミナー医療と社会三六号、二〇〇九

岡田弘二　科学技術の進歩と人間の幸福、セミナー医療と社会三九号、二〇一二

岡田弘二　ヒト胚の尊厳と人権についての私見、セミナー医療と社会、四〇号、二〇一三

哲学辞典　平凡社、一九九七

哲学・思想事典　岩波書店、一九九八

生命倫理事典、太陽出版、二〇一〇

芦部信喜　「憲法学Ⅱ」有斐閣、二〇一一

石原明　「法と生命倫理二〇講」日本評論社、二〇〇四

渋谷秀樹　「憲法」有斐閣、二〇一三

初宿正典　「憲法2」成文堂、二〇一一

辻村みよ子、他　「フランス憲法入門」三省堂、二〇一二

秋葉悦子「人格主義生命倫理学」創文社、二〇一四
今井道夫「生命倫理学入門」産業図書KK、二〇一一
佐藤俊夫「倫理学」東京大学出版会、二〇〇七
高橋隆雄「ヒトの生命と人間の尊厳」九州大学出版会、二〇〇二
立山龍彦「自己決定権と死ぬ権利」東海大学出版会、二〇〇二
中村元「生命の倫理」春秋社、二〇〇五
中山愈「生命倫理」弘文堂　一九九八
保坂正康「安楽死と尊厳死」講談社現代新書、一九九六
升井伸治「iPS細胞が再生医療の扉を開く」シーアンドアール研究所、二〇一二
三井美奈「安楽死の出来る国」新潮社、二〇〇三
森崇英「生殖・発生の医学と倫理」京都大学学術出版会、二〇一〇

ニコラス・ウェード「五万年前」沼尻由紀子訳、イースト・プレス、二〇〇七
マイケル・ガザニカ「人間らしさとはなにか」柴田裕之訳、インターシフト、二〇一三
ピーター・シンガー「実践の倫理」山内友三郎訳、昭和堂、二〇一二
ドイツ連邦議会審議会答申　松田純訳「人間の尊厳と遺伝子情報」知泉書館、二〇〇四
アラスデア・マッキンタイア「美徳なき時代」篠崎栄訳、みすず書房、二〇一〇
ホセ・ヨンパルト、秋葉悦子「人間の尊厳と生命倫理・生命法」成文堂、二〇〇九
バートランド・ラッセル「幸福論」安藤貞雄訳、岩波文庫、二〇〇七
ジェームズ・レイチェルズ「現実を見つめる道徳哲学」古牧徳生、次田憲和訳、晃洋書房、二〇〇五

主な参考資料

あとがき

近年の国際情勢の変化は、科学技術の進歩とともにさらに複雑化し急速に変化しています。世界の人びとは誰もが平和を願いながら、それが得られないために、焦り、怒り、恐怖、不安の中で生活しているように思われます。物質的、科学技術的な豊かさがあったとしても、とてもそこに真の幸福があるとは思えません。そこには〝人としての心〟の交流が不可欠だからです。

ただし、尊厳や権利という言葉だけ捉えても、これが各国の言葉に翻訳されるとき解釈が変わる可能性があるうえ、個人や宗教によっても同一に理解されることは容易ではないと考えられます。しかし、これが平和の基礎になるとすると、世界の人びとが同一の解釈をできる必要があります。

私は法律家ではないため的確ではないかもしれませんが、自分なりにこれらの意味を宗教色抜きに解釈し、東洋的な考えを含めて理解するように努めました。そのため、尊厳、人権、人格、価値、理性などの言葉を、本文中に述べたように、自身の考えで理解することにし、その意味でこれらの言葉を使用しました。その結果、年代・場所・宗教を超えて、私としてはかなりの点で各種の解釈を同調できる考えにまとめることが出来たと考えています。これが将来、世界に認められる東洋的生命倫理学出現の足掛かりになればと願っています。

他方、科学技術の異常なまでの急速な発展は、人間の幸福の原点である〝人としての心〟を強く圧迫し、人間としての幸福が根こそぎ失われそうな現状です。本来、もっと時間をかけて深く考え、本書を書かねばならないのかもしれませんが、私は老人のため残っている時間がありません。科学技術の異常なまでの発展がこの発表を急がせました。

そのような不完全なものですが、古くから交流のある知人社・社長小野ひろ子様がこの出版を快くお引き受けくださり、制作には同社の堀内ひとみさんの尽力を得て出版の運びとなりました。有難く御礼申し上げます。

平成二七年七月一七日

岡田弘二

〈著者略歴〉

岡田弘二（おかだ　ひろじ）

1932年京都市生まれ。京都府立医科大学卒、京都府立医科大学産婦人科学教室教授を経て、大阪府済生会吹田医療福祉センター総長。現在、京都府立医科大学名誉教授、日本産科婦人科学会、日本内分泌学会、日本化学療法学会等の名誉会員。

医療と科学技術で得られる幸福の限界
— 東洋的生命倫理学　前説 —

2015年12月10日　第1版第1刷発行

著　者　岡　田　弘　二
発行者　小　野　ひろ子
発行所　知人社
〒606－8305　京都市左京区吉田河原町14
近畿地方発明センタービル8
TEL（075）771－1373
FAX（075）771－1510
印刷所　株式会社 北斗プリント社

ISBN978-4-924902-16-9